大都會文化
METROPOLITAN CULTURE

大都會文化
METROPOLITAN CULTURE

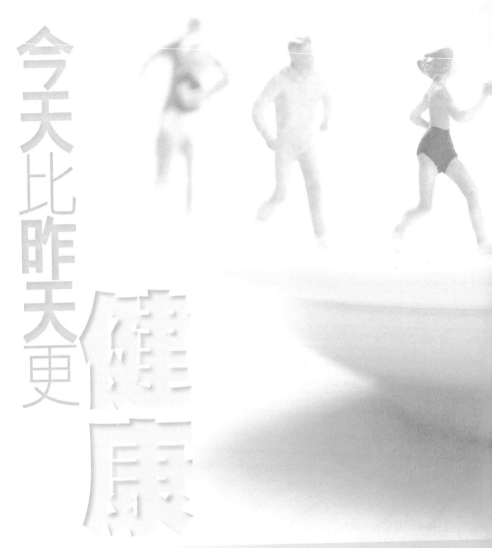

今天比昨天更健康

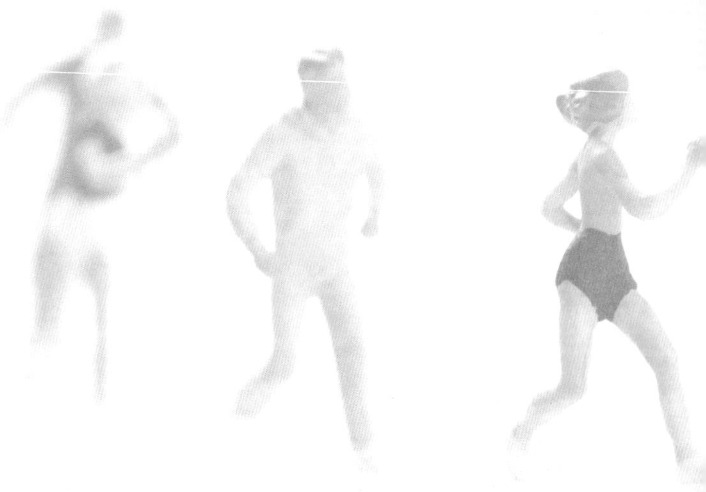

良好生活作息的神奇力量

序言

introduction

早起的鳥兒有蟲吃！早晨是一天活力的開始，也是萬物開始「動」的時刻。人人都知道早睡早起對身體好的道理，但是都市化程度高的現代人，又有多少人能真正做到所謂的「早睡早起」？

早起能帶給你一天清新的活力與元氣。看看身邊的「晨型人」，他們的生活是不是特別的有意義？沒錯，許多成功人士都喜歡利用清晨這段時間來做點事，而這個時候也是大腦最清楚的時刻，所以做起任何事情來都會相當有效率和動力；他們每天早上都精神奕奕的去上班，下班後則早早回家。

他們總是懂得留些時間給家庭——享受夜間與家人相處的時光；再撥點時間給自己——利用夜間學習、沉澱或冥想；之後便早早就寢，因為「早睡」可以讓身心休養以迎接明日的最佳時刻。

而且，從一個簡單的「早睡」動作，便可以看出你是不是一個懂得做好時間規劃的人。尤其是隨著年歲增長，我們再也無法像年輕時期一樣蹉跎歲月與忽略健康，因此別浪費時間無意識地坐在電視機前，或者熬夜傷身地在網路世界裡消磨生命。

本書精心規劃日與夜的生活作息，從早上起床時該怎麼提振精神，到晚上睡覺時該如何放鬆入眠，為「明天的元氣」做好最佳的準備，早睡早起，活化自己的腦細胞，進而改變你的生活習慣，達到扭轉人生的目的。

contents

目錄

contents

目錄

contents

目錄

contents

目錄

第 1 篇

早安，原來我們好幸福！

第 1 章　早晨真的重要嗎？

1、好輕鬆！一個人獨處
2、放空＝成功？
3、聆聽輕快節奏，免疫力up
4、用陽光來補充能量
5、跟著宇宙一起律動
6、起床時也有潛意識？
7、起床氣OUT
8、清爽逐夢去
9、原來我離成功這麼近
10、Power激進的小祕訣

1、好輕鬆！一個人獨處

「當獨處被當作壞事，當一個人必須為獨處道歉、找藉口，且隱藏需要獨處的事實，就像隱藏一件不可告人的事時，這對我們的文明是多大的汙辱！」

——安．瑪格．林柏夫（Anne Morrow Lindbergh）

偷閒，重新整理和找尋時間並重振士氣，如此才能應付永不止息的差事，所以懂得享受自己的獨處時光，才是能夠真正了解人生並懂得如何善用時間的人。

不論是單身還是已婚的人士，都要懂得善用及享受獨處的時間，要發現能夠擁有這樣寧靜的獨處時刻，其實是很值得珍惜的一件事。單身的人要想著總有一天這樣寧靜的獨處時刻會被另一半或是未來的家庭佔據；已婚的人在忙於家事及維持和諧的家庭關係後，若能得到這難得的獨處時光，便是沉澱自己心靈和想法的最好時機。

想要擁有這樣的獨處時光一點都不難，在早晨按下鬧鐘的那一剎那，就起身讓自己先感受早晨的氣味與氛圍，在家人都還在睡夢中時，即使你身體還懶洋洋的躺在床上想賴床，或者接下來得忙許多公事，但腦海的想法還是要告訴自己，好好在這樣的早晨時光裡，給自己第一個喘口氣的機會。

也許在你按下鬧鐘的同時，接著再按下播放音樂的鍵，或者是掀開被子感受早晨帶有涼意的空氣，這些看起來都是微不足道的觸感及小動作，但卻是帶給自己一天當中活力和感悟的來源。記得用心去感受身邊的事物，即使再微小，對你而言都是一種積極的感受，也是讓你產生正面人生意義及想法的真諦。

懂得珍惜早起的獨處時光，即使是三分鐘或是半小時，相信會讓你的心情平靜而感到滿足，對於接下來一整天的忙碌與挑戰，絕對是有幫助的。

2、放空＝成功？

「一日之計在於晨」，無論你昨日遭遇了什麼困難或是不順心的事情，新的一天就是新的開始，學會在早晨起床前放空自己，就是讓身心靈有個沉澱的機會，以便好好迎接今日。

學著與自己的心靈做溝通，思考著為什麼要執著或是在意在某件事上，藉由放空，可以想開很多事情，對接下來一天要面對的每項挑戰，絕對是有正向幫助的。人們最怕的就是把自己鎖在死胡同裡，該做的事情沒有得到解決，還浪費了時間和力氣。

至於要如何放空自己，可以試著閉上眼睛靜坐，什麼都不想，把注意力集中在你的呼吸上，慢慢調整你的呼吸。隨著規律的呼吸頻率，你的心就會慢慢靜下來。更深度的來說：先把身體放輕鬆，再調整到一個最舒適的姿勢，這時也可以給自己一些音樂，然後讓自己集中在一個點上，例如自己的呼吸，或是自己的一個心情感受，如果察覺到自己的意識跑掉了，就讓自己再回來，如果又跑掉了讓自己再回來，不斷的重覆練習。

這個練習只是過程中的一部分，每個人意識都會跑掉，長時間的練習後你會很清楚自己內在的心識脈絡；更進一步的練習是，進而讓自己當一個第三者，靜觀著你自己內在的心識脈絡，那時的你便是空的，你可以空到接納自己所有的心識脈絡，訣竅是接納而不是排斥。「放空」是練習從三秒的放空進步到十秒的放空，再從十秒的放空進步到二十秒的放空，不斷的練習才能到達長時間的放空。

學會在早上就能達到心靈平靜的境界，對於一整天的待人接物，都會有成功的關鍵體悟。

3、聆聽輕快節奏，免疫力up

生活中影響免疫系統很大的一個原因就是壓力、精神抑鬱，而長期焦慮也會削弱免疫系統抵抗疾病的能力。如何降低精神上的壓力呢？在早晨，我們可以做的最簡單的事情，就是聽聽音樂。

音樂是最佳的療癒工具，可以讓身體放輕鬆、紓解壓力，也是修養性靈的好方法，還能避免因自律神經緊張失調而導致慢性疾病的產生。坊間有許多根據不同需要而編、譜出的所謂的心靈音樂，而藉由音樂潛移默化的影響，來幫助人們在不同時期，獲得所需要的能量與慰藉。

想放鬆身心時，最好是使用具有心靈療法的音樂，像是古典音樂、輕音樂，如同做瑜珈時，身邊播放出讓身心靈放鬆的音樂一樣。即使裡頭只是最自然、簡單的蟲鳴鳥叫聲，或是海浪拍打岸邊的聲音，它其實都具有心靈治療的作用也可以刺激腦部，活化腦細胞，適當的音樂刺激對腦部的活動有很大的幫助，甚至達到防止老化的功效。

那麼在早晨這樣攸關一天是否心情愉快，志氣能否高昂的關鍵時刻，又該聽怎樣的音樂呢？通常，你在早晨時會想要充滿活力和勇氣，來面對和挑戰即將到來的一天，所以可多聽快樂開朗的曲子；這時鳥鳴聲或水流聲等自然音樂，是相當不錯的選擇。所以每晚睡覺前設定好早上起床時收聽的音樂，趁早起的晨光時間聽聽有幫助的音樂，養成這樣的習慣，對身體健康及心情都有積極、正面幫助。

4、用陽光來補充能量

即使夏天的陽光再怎麼刺眼，會曬傷人，但是跟陰雨比起來，大家必定都還是喜歡看到耀眼的陽光。陽光的確是給多數人好心情的一個重大原因，一大早起床睜開雙眼，看到的就是早晨的陽光，那麼你就會讓自己有多一份的意願與動力起床去面對一天挑戰。所以，常常保持這樣的情緒，讓自己藉由早晨的陽光，提升自己生活的能量與活力，是積極面對人生的不二法門。

適度的陽光對人體是有許多好處，例如可以促進體內維生素D的活化、提高鈣質與磷的吸收、強壯骨骼及牙齒，因此只要多注意防曬的工作，曬曬太陽遠比只躲在室內吃保健食品來得對身體有助益。如果有時間的話，可以選擇在一早起床後，到前院或是陽台曬曬太陽，做做暖身操。即使什麼都不做，站在晨光中去想想昨天、想想今天該做什麼事，相信對提升自己一天的精神會有不少的幫助。

5、跟著宇宙一起律動

「早起符合宇宙的律動」，照字句上的意思來看也許有些艱澀難懂，簡單來說自古有云：「日出而作，日落而息。」幾千年來的生活規律，其實就是依照這種宇宙的律動。看看許多自古即有的習慣就可以知道，與其說早起是符合宇宙的律動，不如說是早起是符合身體與大自然環境的配合。

古代君王的早朝時間是辰時（早上七點到九點），九點約莫為退朝的時間，因此古代不論是帝王或是臣子，在卯時（凌晨五點到七點）就必須起床梳洗更衣，準備上朝。而現代人要早起都難了，也難怪會有些偷懶的帝王出現「從此君王不早朝」的情形。

一般農夫通常也都會早起下田工作，主要原因是氣溫在早上比較低，如果是在亞熱帶或熱帶地區的人，氣溫太高其實會影響行動力及身體的運作情況，加上若時至正午，更不適宜長期曝曬在外活動。所以從古代，人們就知道要依照時辰去做應該做的事情。因為人的身體就是一個有機體，溫度高就反應得快，同樣反應後的分泌物排出的量也較多（如氨、尿素和二氧化碳、甚至是散熱用的汗水等）。同樣一個人，在炎熱和涼爽兩種不同的環境下，做任何事（包括讀書、寫字、運動）疲勞度是不同的。

從上面兩個例子來看，其實主要就是要告訴大家，過去的年代沒有科技、沒有儀器，當然也沒有專家的研究報告，所以什麼時辰要做哪些事，什麼節氣、什麼日子要做哪些事，完全就是取決於人們以自身去感受大自然及宇宙的天理及律動，而衍生出來的一套辦法，所以先人的智慧，身為現代人的我們也該身體力行喔。

6、起床時也有潛意識？

根據佛洛伊德（Freud, Sigmund 1856~1939）的理論，人的心靈（mind）由意識（conscious）與潛意識（subconscious）所構成。潛意識代表衝動及原始本能的儲藏庫，影響我們的想法及作為，但大部分人都不自知。人體的生理機能不需要意識來管理，身體自己會呼吸，腸胃自己會消化，心臟自己會跳動，腦下垂體自己監管各種賀爾蒙的分泌，免疫系統自動防禦入侵體內的細菌、病毒，這一切都由低層潛意識包辦。上面所述的低層潛意識雖然是「低層」，但它的運作其實是非常高級而複雜。

說了這麼多其實就是要告訴大家，人的身體自然有一套系統可以管理生理機能上的需求，就好像把程式寫入晶片一樣，該走哪些軌道、執行哪些指令，在正常的狀態下都會如期執行。如果可以把所謂的「生理時鐘」看成是潛在意識的表現，那麼每天早上應該是幾點鐘起床，你的潛意識便會自動執行這樣的指令，那麼「賴床」、「痛苦」、「不想早起」等種種問題，就不會再存在你每天早上生活當中。

因此，你可以如此好好善用自己本身的潛意識，也就是生理時鐘，即在起床時可以自動啟動你的潛意識，讓早起成為一種主動，而不再讓起床變成是件被動又勉強的事囉。

7、起床氣OUT

「起床氣」又稱「下床氣」，實際上，在醫學專業理論中並沒有這樣的一個名詞或疾病。「下床氣」其實是一種情緒：一種處理睡不飽、又要被叫醒的應對態度。「下床氣」通常會發生在小孩或青少年的身上，因為他們的個性尚未完全成熟，另一種情況會發生在情緒管理稍微不佳的人身上。

有沒有「下床氣」其實跟自己的心智年齡有很大的關係，思想越成熟的人越不會有下床氣，所以這和實際年齡幾歲並不成正比關係，而是跟自小養成的習慣有關聯。因此想要當個成熟的人，避免讓自己有「下床氣」行為，你要做的第一件事就是學會在早晨主動醒來，並變成一種好習慣。

通常會有「下床氣」，不外乎就是在睡眠狀態不佳時硬要被叫起來的情況。有一些方法可以減少「下床氣」的產生：一是給予充足的睡眠，從加強睡眠時間的長度與品質著手。最適當的睡眠時間是在六至九小時之間，如果有睡飽或至少睡滿六小時，「下床氣」的情形會比較舒緩。另外，要讓自己的睡眠有品質，睡前注意不要喝太多水，免得半夜一直爬起來上廁所，而且睡前不要想太多煩心的事情，想太多會直接影響心情，進而反應在睡眠上面。

減少「下床氣」的另一個方法是對睡眠這件事負責。建立對自己睡眠的責任，是現代人要有的一種觀念與生活態度。你應該著手進行該有的睡前規則作息並充足睡眠，而且房間不要有太多干擾睡眠的物品，例如電腦，或者電視不要一直開到起床才關。記住，讓自己的內外身心狀態調整到睡眠需要的平靜，才能有好的睡眠品質，那麼「下床氣」這種壞習慣自然不會找上你。

8、清爽逐夢去

早晨起床後的第一件事，大概就從洗臉開始，既可以提神醒腦、洗去臉上汙垢，又可以展現神清氣爽的一面。在一邊洗臉的同時，不妨一邊試著對自己說出夢想吧！

「As you wish!」其實你想要的上天都會給你，前提是你要的是正面的東西，是你正在努力著經營最後期望獲得的成果，只要你努力並誠心祈求著，到最後你想要的上天都會賜給你。相信這樣的觀念，在很多心靈團體的課程裡面，或多或少都有類似的解釋，其實事實也是如此，常保持這樣的理念與正面的想法，人到最後還是會有「心想事成」的機會。

要知道「Life is difficult.」，這是事實，每個人也都知道。試著在千篇一律、必須面對現實的日子裡，替自己找到動力的來源與維持希望的心境；「好的開始是成功的一半」，如果一早起床，可以在最清爽的時候對著自己說出夢想，這會是維持一天動力最好來源，也是讓自己更容易接近成功的關鍵！

試試看，當你用洗面乳或是清水洗淨臉龐時，可以一邊在自己心裡默念著把不好的事情都洗去，把清爽乾淨留下來，接著訴說你的夢想；相信在洗淨後、拿毛巾擦乾臉部的那一刻，你便會看到一個全新的自己。這種簡單的小幸福，不妨在你下次開始洗臉時便即刻進行——一邊洗臉一邊訴說夢想，與自己對話吧！

9、原來我離成功這麼近

成功的定義因人而異，每個人對於成功的目標也各不相同，但是不可諱言的，能夠把握時間這項因素，絕對是讓人邁向成功之路的一個關鍵要素。太多的名言佳句都在告訴你早晨是一個多麼重要的時機，只要你能把握早晨時光，做任何事離成功的目標也就越來越接近。

在早上起床時，可以在自己的腦海裡快速想著四大方向：喜歡、目標、自律、堅持。因為你一定喜歡著什麼，所以它會讓你產生目標。為了讓你自己達成這個目標，很多事情你便會開始自律，雖然在成功的路上難免會有挫折，但堅持下去才是邁向勝利的不二法門。以這段看似簡單的話為自己訂定目標，就可以把它當作是你邁向成功的一種規律。

當你對新的一天懷抱著夢想，那麼你的心情自然是喜悅的，並會因為這樣而喜歡上事物進而產生目標。簡單來說，你想要在通勤列車上遇見你想看到的那個女孩，所以搭上通勤列車就變成重要的目標，此時你不會賴床，而準備出門的時間全都因為想完成目標而產生了自律，之後你快步的出門往搭車的方向前進，經過一連串的努力及堅持，你搭上了通勤列車，看見了你想遇見的人，也帶給你一天的好心情，這樣距離成功是不是又更近一點了呢！

10、Power 激進的小祕訣

在晨間的時光就讓自己處於充滿正面能量的場合，不但可以讓自己看起來神清氣爽，也能有效幫助自己一天的運作，並順利獲得好人緣。能夠讓你的居家產生正面能量的東西其實不少，很多東西也都是相當簡便並唾手可得。

像是可以在屋裡擺上一盆鮮花，象徵生氣。而想要有好人緣的人要切記，千萬不要在臥房裡擺塑膠花這種東西。而如果可以的話，在室內擺上一台負離子清淨機，也是淨化空氣並消除負面的能量的好工具。

飲食也是可以讓你瞬間提升能量的好幫手，最簡單的方法是有人以喝一杯黑咖啡當作提升能量的工具；注重養生的人可能會自己榨一杯生鮮蔬果汁，更講究的就喝一杯精力湯。無論如何，你要知道到底哪些東西或方法是可以讓你提升精力的，照這個方法去做絕對不會錯。

第 2 章　讓晨光呼喚你

11、早晨的味道，很棒

從晨曦劃破天際開始，早晨就像這世間一樣開始沾染了許多味道，當然，它端看你是用何種心情起床，那麼在你的嗅覺中或是心中的味道，便隨之不同。假如一天的開始，你是抱持著積極正面的態度醒來，準備迎接這一天中該有的挑戰，那麼在你眼中的早晨就如同充滿日出般的清新。此時，自然萬物對你發出的召喚，會引領你去品嘗各種味道，例如煮咖啡的味道，明知味道是醇苦的，你卻會欣然的品嘗並喜愛它。有時候你會加上一顆奶球，搭配著兩顆糖，為你的早晨調配出自己喜歡的味道。

假如你抱持著負面的態度醒來，覺得人生為什麼要這麼痛苦，每天早起為上班、為上學，完全不想從中得到成就感，那麼在你嗅覺中和心中的味道，早晨就像隔夜的茶，冷而澀口，即使眼前端上一塊熱騰騰抹了奶油或果醬的吐司，早晨在你心中也是食而無味。

所以即使你知道自己要面臨什麼挑戰，知道痛苦、心酸等負面情緒籠罩著你，但為了要能夠自我調適，你必須要學習品嘗早晨的味道，試著把苦澀轉為香醇，就像加了奶糖的咖啡一樣，而不是把香滑的奶油吐司看成澀口的隔夜食物。

早晨的味道是否美好，端看你是否願意靜心去品嘗。

12、用五感享受早晨

平時，我們的心（意識）都和其他器官如眼、耳、鼻、舌、身，一起認識、熟悉這個世界。心和眼睛在一起作用，才可以看見；心和舌頭一起感應，才能嚐出味道的甘苦，所以心和眼、耳、鼻、舌、身合起來的活動，稱作「五俱意識」，意思是和這五種感官一起分辨世界。然而，到晚上睡覺的時候，眼睛不看東西，耳朵不聽聲音，身體也不做動作，其他的五個器官都暫停運作，只有心仍舊獨自工作，於是很常聽到人們說：「傾聽心的聲音」、「心的跳動聲會帶給我穩定感」等這類的句子。

提到以上這些其實就是要大家善用自己天賦具有的五種感官來體驗早晨的感受：用雙眼去觀看早晨的萬物及生活的氣息；用耳朵去聽早晨的聲音，也許是鳥叫聲、汽車喇叭聲、鬧鐘聲，甚至是沖馬桶或盥洗的聲音；用鼻子去聞早晨的味道，也許是牙膏的薄荷香味、開冰箱拿出便當的味道、一早剛出爐的麵包香；用舌頭去品嚐早晨的味道，牛奶的溫暖香醇、媽咪或情人的愛心早餐；用身體去感受早晨的律動，早晨的低溫、做做晨間操等等。若能用五種感官去細細品味早晨，那麼你的心自然就會告訴自己，如何跟隨早晨的步調，讓你可以更加把握早晨元氣滿滿的美好時光。

13、鬧鐘靠邊站！

一個人會不會主動起床，其實最重要的是有沒有心。如果你存心不想起床，或者是偏愛賴床，那麼就算擺三、五個鬧鐘在你的床邊，還是一樣會按掉再睡回去。有一種心情大家應該都曾經有過，假如隔天是自己期待已久的旅行，那麼即使是凌晨四點就必須起床準備搭飛機，那麼應該沒有人會願意賴床，這時你根本不需要藉助鬧鐘，而且大概就會在該起床的時間之前就先醒來。

如果你是一個對自己有責任感的人，或是自律甚佳的人，其實都不會太依賴鬧鐘，因為在睡前你就已經告訴自己明天該幾點起床，而如果真的還是辦不到的話，有幾種方法可以讓你脫離依賴鬧鐘的困境：

⑴睡前多喝兩杯水，就算你再怎麼想睡，到了隔天也會被尿意逼醒而不得不起床去上廁所。

⑵窗簾可以選擇有透光性的布料，那麼第二天一早你就會被滲進來的陽光自然呼喚醒來。

⑶定期更換鬧鐘的聲音，不要讓自己習慣某種聲音。當鬧鐘一響起時，你可能會無意識、自動地按掉並繼續賴床。

⑷最根本的辦法其實是要有定時、規律的作息。每天告訴自己該幾點鐘上床睡覺，幾點起床。

⑸至少有六個小時的睡眠，如此可以減低因睡眠不足而想賴床的問題。

以上提及的一至三點，其實都是一種過渡時期的辦法。當你逐漸養成自律的起床習慣之後，就要擺脫這種比較消極的起床方法，畢竟以正常、規律的生活來說，那都較不人性，也不適宜長期使用。

14、讓你手部動一下～

有沒有發現，當你睡醒的時候，你的雙手是無法緊握起拳頭的，而且會發覺有一種無法出力的感覺，這時你的腳偶爾也會有麻麻的感覺，不太能正常出力。

其實，這是因為人在經過一夜的睡眠之後，血液會因為一夜滴水未沾而變得較為黏稠，這時頭腦也會比較昏沉，所以當你一覺醒來馬上就下床行走，或是匆匆忙忙的趕著梳洗上班，其實都對身體有很不好的影響。

這時，在你起床的時候，可以讓放鬆一夜的身體，藉由握拳的方式，逐漸喚醒各個器官的機能，讓身體能漸漸跟上腳步，告訴它現在已經是一天的開始，需要開始勞動了。通常在醒來之後，你可以在被窩裡感受餘溫，並進行緊握拳頭的手部運動，它會是一種很好的晨間生活好習慣。至於為什麼要在被窩裡，那當然就是擔心著涼囉！等身體漸漸適應醒來之後被窩外頭的氣溫，再下床去準備一天開始該做的事吧！畢竟如果不注意這些小細節，很容易讓身體產生小毛病喔。

15、開窗好處多多

好房子一定要有通風且採光良好的窗戶，就算不注重風水，但為了有健康的生活品質，窗戶的位置就非常的重要。

有很多人因為怕冷、擔心受寒，所以常在冬天的時候，二十四小時都緊閉窗戶，還拉上厚厚的窗簾；而夏天一到，這些人又怕熱、怕流汗，於是一整天在室內使用冷氣，以致於打開窗戶讓自然風及陽光照射進來的機會大大減少；再者，一遇到下雨打雷，害怕窗外的雨滴會灑進室內，於是理所當然的關起窗來……。然而，這時如果可以打開窗戶十分鐘，讓家接收一下最自然的雨天氣候，其實也無傷大雅。

所以，不管天氣再怎麼多變，一天當中一定要有一段時間要打開窗戶讓屋子通通風。以居家風水的觀點來看，一個人常待在一個緊閉的房間中，或是在屋內整天拉上窗簾，這個人的運勢及氣場必定都會有負面的影響，因為身體吐出的氣，沒有地方可以去和新鮮的空氣循環，長期處於這樣的空間下，會有精神不振的影響。

以健康生活的觀點來看，打開窗戶讓空氣對流，是最天然、清新環境的方法。如果你介意室外空氣品質，不妨買台空氣清淨機，讓室外與室內空氣循環交替，吸取空氣中天然負離子。當然，免費又最好的方法，就是每天找個時候打開窗戶。

一早起床，如果可以拉開窗簾、打開窗戶，呼吸一下屬於早晨獨有的氣味，順便伸出雙手去感受一下當天的氣溫，對於一天的提神醒腦，以及在多變的季節交替時節，選擇穿哪件衣服出門，都有直接、有效的幫助。

16、只聞不吃——葡萄柚的香氛魔力

葡萄柚的氣味是很容易令人所接受的果香，它富含柑橘的清香，也有獨特的清新味道，不論放在室內或是室外，都可以保持清新而令人愉快的香氣。而且，它不但可以提升食慾，也有清除水腫與肥胖、刺激淋巴的功效。

在室內的擺設上如果可以滴上一滴葡萄柚精油，或是將新鮮的葡萄柚擺在屋裡，這種有助人體心情及健康的UP UP氣味，不但可以在室內飄散，同時也有驅趕蚊蟲的效果。此外，葡萄柚皮含有豐富的維他命P，也有助於保持牙齒和牙齦的健康。而把葡萄柚皮放在水中煮沸約二十分鐘後，濾掉殘渣，飲用汁液，便可攝取大量的維他命P。另外，早晨喝一杯葡萄柚汁更能預防便祕。

看完這篇文章，會不會想在有葡萄柚果香的晨間甦醒？是不是覺得你馬上會有充滿活力健康的一天？下回不妨在室內點上葡萄柚精油，或是就擺幾顆還未熟透的葡萄柚讓它自然熟成，便可以自然吸收到最天然的果香喔。

17、讓頭腦開始清爽

早晨醒來很多人還是會有頭昏、睡眠不足的情況，這時候可以運用一些簡單的動作讓自己提神醒腦：

⑴替自己的穴位按摩：可以用右手大拇指與食指輕輕夾住左手大拇指指甲兩側的凹陷處，以垂直方式輕輕揉捏此穴位，主要按摩點在食指。功效是減輕疲勞引起的頭痛不舒服，有助於醒腦提神。需慢慢出力揉捏，不要用蠻力，按完左手，再按右手。另外，用右手大拇指按壓左手大拇指骨下掌面，隆起像雞腿肉的這塊區域，稱做「大魚際」，也是脾的反射區。先按左手再按右手。功效是增強脾胃功能，避免昏沉欲睡。按摩方法很簡單，拇指按下去後，輕揉每個地方，感覺痛的地方可多揉。

⑵做做簡單的晨間瑜珈：舉起右手，彎曲食指及中指，貼至掌心，將拇指放

在右鼻孔上方；無名指及小指放在左鼻孔上。拇指輕壓住右鼻孔，由左鼻孔深深吸一口氣，吸氣之後，用無名指及小指輕壓住左鼻孔，然後放開右鼻孔上的拇指，由右鼻孔緩慢將氣呼出。右鼻孔的氣呼出之後，隨即由右鼻孔深吸一口氣，吸氣之後，用拇指輕壓住右鼻孔，然後放開左鼻孔上的無名指及小指，由左鼻孔緩慢將氣呼出。重覆上述呼吸方法十至二十次。這個簡單的呼吸法可以幫助淨化鼻腔、提神醒腦，並可以預防感冒。

⑶喝一杯提神醒腦茶：可以運用迷迭香本身具有抗老化的功用，另外搭配馬鞭、香蜂草和甜菊，替自己來杯晨間醒腦飲品。

18、這樣喝最好

喝水是每個人都必須重視的一項習慣。早上起床的時候，你一定都會覺得口渴，那是因為一整個晚上流失掉的水分正等著你在早晨補充，所以早晨要喝水；此舉還可以有效幫助排便，預防便祕。

喝水雖然是再平常不過的一種習慣及必需品，但很多人還是不喜歡喝水，反而把飲料當水喝。其實喝水也有很多學問的，而且和減不減肥都沒有關係，當然正在減肥的人更是要記得多喝水，這樣才可以幫助你代謝掉身體裡頭一些不必要的東西。記得隨身都帶上自己的水杯，而且每天至少要喝兩千ＣＣ的水，這樣不但能做到體內環保，也可以隨時補充所需的水分。

另外，健康的飲水方法是喝溫水。無論是在炎炎夏日或是剛運動完的時候，許多人都喜歡灌好幾口的冰水解渴，這其實是很不好的習慣，因為此時身體體溫與冰水溫度的落差太大，容易造成心臟血管的負擔，所以無論在何時喝水，記得都要以溫水或是冷水為原則比較好。

此外，很多人會不清楚到底一天該攝取多少水分才是對的，有個簡單的小公式讓大家參考，就是一公斤×三十ＣＣ。也就是說，假設你是五十公斤一天至少就要喝上一五〇〇ＣＣ的水，以此類推。這樣知道自己在早晨起來時該喝多少水了嗎？但記得是要平均在一天喝完，一次灌太多水，或是喝太少都是不好的。

至於若可以在早晨喝杯水，就是利用喝水的簡單方法來替自己做體內環保。早晨醒來之後空腹喝下一杯溫開水或是加了鹽的溫水，都會幫助自己清除體內的毒素及宿便，所以大家都要好好利用早起的這段時光呀！

19、變乾淨！早晨來淋浴吧

淋浴的習慣中外不太一樣。外國人以早上淋浴居多，這是因為他們的環境和氣候與台灣不一樣，所以白天洗澡並不會給人不衛生的感覺。但是也有人會在晚上洗過澡，而早上再簡單的淋浴一次，所以要說是晚上洗澡好，還是早上洗好，其實看個人的生活環境及習慣即可。

不過，假如早晨起床有時間的話，花個三五分鐘做個簡單的淋浴，其實是對提神醒腦有很大的幫助，它也可以讓你身心有清新的氣息來迎接新的一天。此外，如果你剛好有段時間處於壓力大的環境下，也可以藉由淋浴讓自己舒壓，方法如下：

當你早起無精打采時，可來個溫水與冷水交替的淋浴，它能提振精神與活力。以絲瓜絡或刷子，從足底往心臟方向轉圈刷洗，加強血液循環；但這個淋浴時間不宜超過五分鐘。沐浴精可嘗試選用柑橘類、薄荷類或由加利等香味。

當你想消除壓力時，可用微熱的溫水，從腳底往上沖，並在雙腳及腹部處按摩，它能幫助血液循環，這個淋浴可進行十分鐘左右。沐浴精方面可選具有鎮定成分者，如薰衣草、茉莉或檸檬等。沖淨完畢後用抗壓舒緩精油在肩頸處按摩揉壓，便可達到立刻放鬆的效果。

清晨迅速地淋個浴、洗個頭髮，相信能使愉快的心情更加神清氣爽，而且剛洗完的蓬鬆頭髮，也可以給你一整天的好髮型和好心情，一早出門上班完全不用擔心。

20、沉靜，寂靜，好安靜

「草木也能入眠的丑時」指的是半夜一點到三點。在早期農業社會的型態，日落而息，所以丑時大約是大地最寂靜的時刻了。但在現今這個時間飛快的科技時代，丑時對多數人而言不再是沉睡的時間，相反的，還有大批的人在工作，甚至嬉鬧著。於是在現代社會，最寂靜的時刻，大概已經變成清晨的寅時了。

如果說你能夠而且當個願意早起的人，把握寅時（凌晨三至五點），那麼你就比別人多利用到了三倍的時間，原因是這段時間最安靜，你想做什麼事情都不會有人打擾你。以夏季來說，清晨四點多已是日出時刻，很多習慣早起的人也都是在這段時間就起床活動，因此凌晨四至五點起床一點都不會太誇張。

在不受打擾的寅時，不會有電話、電子郵件等繁瑣事務打擾你的思緒，如果你習慣有一段屬於自己的時光，可以選在這個最寂靜的時候靜思、運動、寫日記、確定今日的行程，或是回信給別人都相當好。

常言道：「早晨的一小時等於深夜的三小時」，早起不但對身體好，思緒也較清新且不易昏沉，是適合讓自己做一些靜態工作或沉澱身心的好時光。所以，不妨給自己一個機會試試是否可以當個寅時時光的善用者。

第 3 章　好時光製造出「幸福」

21、太陽公公早安

日出的感動，不是在特定的時間才會有，因為這樣的大自然魅力，每天都無私的在全世界各地上演。只是人們往往在特殊日子的時候才會想起它，花時間，甚至花大把銀子去欣賞。跨年的日出和平日的日出不一樣嗎？大溪地的日出難道就跟自家樓頂的太陽不同的嗎？為什麼你願意花錢在國外早起看日出去感受大自然的氣息及上帝的藝術品，而忽略了這個你每天其實都可以不用花一毛錢和任何負擔就可以得到的禮物？

你可以很簡單就擁有日出的感動，只要你願意早起。大多數的人跟日出無緣，倒是日落天天看，最大原因是日出的時間大家都還在睡覺。即使是在冬至、白天最短的當天，假設你七點起床，還是太陽一樣老早就掛在天空上。觀賞日出可以帶來特殊的感受，這也是為什麼中外人士都會歌詠日出與日落，而它總是代表朝氣與希望，以及代表感嘆和回憶。

世界上有很多地方是永晝或永夜，也有很多地方在某些季節時的日照時間很短，所以生活在台灣的我們，更應該要很珍惜每天都會規律在我們生活中上演的日出時光，因為能看見陽光是一件多麼美好的事情。如果你能每天把想去阿里山等日出的那種心情運用在日常生活上，相信你一定很快就能步上成功人士的行列。想想，要半夜起床整裝好禦寒衣物，做好準備上山等日出的那一剎那，有這樣的心情跟積極意志的人，怎麼可能會不成功呢！

22、國民伸展操預備~

伸展運動可以增加柔軟度，排除乳酸及舒緩肌肉痠痛，是運動完之後很重要的一個步驟。很多人只注意運動本身的內容，卻忽略運動前後所需要的步驟，其實每樣步驟做確實，是幫助運動效果事半功倍，以及保護身體不受運動傷害的不二法門。

⑴如果你習慣在早晨運動，那麼便要選一些輕食類的早餐。例如：全麥土司或是小碗的牛奶加玉米片。

⑵吃完正餐後至少要等一小時再開始運動。

⑶在運動期間及結束運動之後要喝足夠的水分。

⑷在運動當中可以補充一點食物，像是香蕉或是優格都是不錯的選擇。

一邊感受晨光的氣氛一邊做做簡單的伸展運動，心情的確會變得十分輕鬆愉快。伸展運動跟早晨散步或是打太極拳一樣，都是不錯的一項運動，也可當它為開啟一天的序幕活動。

23、別開電視，灰暗掰掰

電視是文明的產物，也是一種獲取新知的來源。但隨著資訊傳播越來越發達，早期三台在晨間播報即時新聞與生活新知的畫面，已逐漸被有線新聞台不斷播送炒作的垃圾新聞、各種灑狗血的政治亂象所取代，讓早晨寧靜的時光充斥著令人頭痛的喧囂吵鬧。

即使新聞內容跟你本身沒什麼關係，但一早接收到的「不良訊號」其實已經在你腦海中慢慢發酵，讓你從早晨開始就蒙上一層負面的情緒與色彩，間接影響接下來所有的活動；如果你想要有個寧靜的早晨，不如把電視關掉，拋開這樣的「不真實」吧！

早晨起床若有時間的話，不妨去聽聽外頭樹梢的鳥叫聲，或是窗外的車聲、人聲，即使是聞聞屬於自己的棉被味道、傾聽風兒吹過窗邊的聲音，又或是滴答的雨聲，這些與自己息息相關的「資訊」，才都是「真實」的生活世界。

記得先把早晨應該屬於自己的寧靜時光，留給這樣真實、親切的聲音，而不是一馬當先的在早起就接受被處理、精緻過的電視資訊。若你時常這樣一早就經過電視的洗腦、麻痺所有感官，可能就會被混淆視聽而無法保持清醒與平靜，所以早晨還是多看點有益身心的事物，或者接近大自然正面的能量才是健康、有益人生。

24、與書共舞

從小師長耳提面命或是教科書教的內容，都在灌輸我們一個觀念，那就是「早起的鳥兒有蟲吃」、「早晨是記憶力最佳的時刻」、「早晨是最適合閱讀及背誦的一段時間」……，相信這些話大家都應該頗為熟悉。

現代人生活普遍繁忙，不論是成年人或是學生，每天都有忙不完的事情，以致於人們閱讀率普遍下降，取而代之的是使用網路及影音媒體，而最常聽到的藉口就是「沒有閱讀的時間」。

其實閱讀是最容易又隨時可以做到的一個習慣，尤其是在早晨的時間。在早晨閱讀，你不需要擔心隨時有電話或是訪客來打擾，也不用擔心會吵到尚在睡眠中的左鄰右舍，只要你願意，十分鐘或是半小時的閱讀絕對不是問題。

無論是春夏秋冬或是晴天雨天，閱讀都可以在任何一個環境下完成。如果你願意早起，你就比別人多十分鐘或半小時的時間閱讀，積少成多，日積月累，閱讀在你身上留下的影響，絕對是有明顯的成效與改變，古人都說：「三日不讀書便面目可憎」，原因就是讀書與人的氣質及外貌有很大的關係。

在早晨適合閱讀的刊物除了報紙之外，可以多讀一些勵志書或是工具書，像是背背英文單字，或是要考試而看看教科書，都能激勵一天的精神。至於太過腥羶或是像恐怖小說這種重口味的讀物，還是避免在早晨閱讀！

25、早上喝什麼飲料？

古代民間流傳這樣一句話：「朝朝鹽湯，暮暮蜜」。其實這個方法在很多老一輩的人當中，常常拿來當成養身的原則之一。在現今重視養身、健身、瘦身的年代，這種古早的方法，又逐漸被提出來並受到重視，而且方法不但簡單又便宜，也不會花時間，你所需要的只是記得定期做這樣的保健。

在早晨起床後，用開水沖一杯鹽水，先漱漱口，然後慢慢飲下，去除胃腸中積聚的熱結，便不會有消化不良、便祕等現象。消化排便正常，自然對瘦身有具體的幫助。至於要如何在早起喝一杯鹽水達到最大的功效，方法如下：

⑴首先必須一早空腹。

⑵然後準備海鹽（或粗鹽），約半截大姆指的量（鹽水的濃度要低，一百CC水中鹽的含量最好不要超過〇・九克，以免攝取太多鈉）。

⑶先用適量熱開水攪拌均勻，再加入五百ＣＣ冷開水，不疾不徐的慢慢地喝完。

⑷若有噁心的感覺，喝完後可吃東西止住噁心感。

⑸經過約一小時左右的時間，肚子裡的宿便就會順暢的排出，也不會覺得肚子痛，它會將宿便清得很乾淨。

這個方法可以一個星期做一次。此外，鹽水和蜂蜜水一定要結合起來喝，因為二者有互補作用。蜂蜜中鉀的含量較高，有助於排出體內多餘的鈉。

26、讓「胃」樂活一下

許多研究都指出，不吃早餐的人容易變笨，還會越來越胖，所以健康的飲食概念絕對不會忽視早餐這一項。

吃了健康的早餐可以有效的讓你的一天有元氣的開始，同時也可以減少你到中餐之前吃零食的慾望。美國著名營養學先驅安德爾・戴維絲，曾對理想的美式早餐做出以下的建議：較好的早餐是一杯鮮奶、柳橙汁、燻肉、吐司、果醬及加糖與奶精的咖啡。

以身體機能的觀點來看，若睡前未進食，隔天早上又不吃早餐的話，胃部缺乏食物消化，會造成胃酸分泌過多，長期下來容易造成胃炎、胃潰瘍、十二指腸潰瘍等的腸胃道疾病。

豐盛的早餐涵蓋了醣類、蛋白質與脂肪的攝取。人體是否能維持充沛的活力，取決於早餐所攝取的蛋白質是否足夠，而蛋白質是否還搭配了脂肪。妥善的選擇飲食，可以維持充沛的活力，讓人清醒的做每一件事。而為了維持最佳的工作狀況，在工作之前應攝取易消化的蛋白質食物，像是玉米片加牛奶，或是吃片全麥吐司加個蛋，都是很好的選擇。

雖然玉米片加牛奶是很划算、健康又較低熱量的早餐選擇，但也不是每天都吃這樣的東西就一定不會變胖。玉米片有很多種口味，坊間也有賣水果或是巧克力口味的玉米片，這種加味的東西熱量一定比較高，所以吃的時候，還是記得選擇原味，另外牛奶也要用低脂來取代全脂。

此外，若是習慣在早晨運動的人，選擇在早晨運動，早起十五至三十分鐘來為自己準備適合的早餐，對一天的精神體力是絕對有幫助的。

27、水果的力量

每天早上吃一根香蕉其實是一件十分健康的事情。很多人對香蕉都有誤解，覺得它的糖分很高、熱量也很高。所以想要減肥或是怕胖的人，都會被提醒要少吃香蕉。然而香蕉的營養成分很高但熱量卻很低，你會發現香蕉再怎麼樣甜，卻不會長螞蟻。

香蕉是很適合改善體質補充營養的水果，它的卡路里出奇的低，一根香蕉只有約八十七卡的熱量，比一碗白飯（一百五十克等於二百二十卡）整整少了一半還多。需要大量運動或是長期消耗體力工作的人，在休息的時間都可以吃上一根香蕉來補充體力跟營養。

常熬夜的人會因為每天作息不正常，導致潛藏的病因，例如高血壓、糖尿病等。香蕉本身含有大多數的維生素及大量的鉀，鉀可以平衡身體的鈉，鈉過高是高血壓病因之一，所以吃香蕉可以更直接的對預防高血壓的產生，有良好的影響，而且香蕉還有易於攜帶，價格不貴等種種好處，所以每天早上吃一根香蕉，是早晨可以養成的一種好習慣。

除了香蕉之外，另一種不會長螞蟻的水果就是鳳梨。也就是說，這兩種水果本身具有獨特性，如果聽到有人勸你少吃鳳梨或是香蕉，那代表的是可能那個人或是你自己身體有某方面出現問題，所以吃這兩種水果會有不適的情況。而香蕉和鳳梨這兩種水果，本身就是屬於補強不補弱的一種，假設你吃這兩種水果是沒問題的，代表你的身體很健康喔。

28、和廁所的約會時間

排便是人類身體正常的生理活動。當食物消化、吸收至殘渣排泄約需二十四至四十八小時。若超過四十八小時沒有排便，或是排便困難，即可稱得上是便祕。

在這個繁忙的時代，有些人甚至連排便的時間都沒有，久而久之即形成便祕。所以無論如何，每天一定要給自己一個固定的時間去培養排便的意識。多喝開水、每天補充適量的水分，讓糞便維持適當的軟硬度，特別是起床後喝一杯水會有助刺激腸胃蠕動，增加腹壁肌肉和其他排便肌肉群的收縮力。切勿養成服用瀉藥的習慣，或者依賴浣腸劑排便，這些東西久而久之會使人體的排便功能衰退，導致無法自行排便。

觀察糞便的顏色及排便的次數也是關心自身健康的一種簡易指標。成人正常的狀況是一天排便一至兩次，最多三天之內一定要有一次排便紀錄。如果有排便不順的問題，不但會造成宿便，還會影響體重及健康，所以一定要養成每天固定排便的習慣。

很多人都有便祕的問題，因此讓自己有固定的如廁時間，也同樣是應該具有的生活好習慣之一。其實不單單因為是否便祕的問題，從固定的如廁時間也可以大略看出自己的身體是否處於健康正常的狀態，如果你一直固定在某個時間上廁所（以大號為主），但這個規律突然改變，你自己就要留意一下當時的身體狀況，這說不定是一種警訊。

很多人的固定如廁時間都是在早晨起床的時候，要想順暢的完成這項固定的「行程」，適度的飲水和吃富含纖維的飲食是必需的，另外運動及放鬆心情也是一個重點。千萬不要每天為了要在廁所跟大號奮戰，而擔誤了你自己出門的時間，或是佔用廁所太久，影響了家人或室友的出門準備時間，進而變成顧人怨排行榜的第一名，同時每天搞得自己趕不上車子而遲到喔。

29、嘿，專心一點！

早上起床一邊上廁所一邊看報紙，相信很多人都有這種習慣，而且還會覺得這是個人十分放鬆悠閒的好時光。但是你要知道，排便是一件相當單純的事，千萬不要分心，如果長期在上廁所時看書或打電玩，可能引發「提肛肌痙攣症候群」並在半夜時被痛醒。

因為排便是一種與大腦有關的反射動作，一旦排便過程中，因為看書或做別的事而分心、不認真，訊息就很難傳遞至大腦，長久下來，排便的動作就會衍生出許多問題。除了易長痔瘡之外，還可能誘發「提肛肌痙攣症候群」。

如果你們家是好幾個人共用一間廁所，而且大家都在差不多時間盥洗並準備出門，一邊上廁所一邊看報紙的習慣也會給其他人很不好的影響。相信很多人因為使用廁所的時間跟家人或室友差不多而相處上有摩擦產生。況且，想想看，手拿報紙後的油墨味、看了壞消息之後的想法，多少都會破壞一整天的心情，加上如果你在早晨做了很多好習慣，整理好心情和門面準備出門，卻因為上廁所看報紙而又正好排不出糞便的情況給破壞，想想也實在可惜。

30、黃金先生你好

有沒有發現，早晨起來的第一泡尿顏色是偏向比較深的黃色，這是正常的。不過，在正常情況下，尿液的顏色應該屬於透明色——尿量多時呈淺黃色，尿量少時呈黃褐色。隨時注意尿液顏色的變化，其實也是自身要知道的一個生活知識。一般來說，當尿液顏色發生變化時，可能是因為水分喝太少、服用藥物或罹患某種疾病所致。

以大便的顏色而言，糞便除了是營養被吸收完畢的食物殘渣之外，更混雜著體內各處所排出廢物和腸內細菌的屍體，同時也包括新陳代謝過程中，剝落的腸壁細胞。所以，從你的大便就可知道消化器官的狀態。以下有幾種顏色可以作為檢視的參考：

(1)黑色：腸內老舊廢物的腐敗所引起，或者是消化器官有出血情況。

(2)紅色：大腸或肛門可能有出血情形。

(3)咖啡色：攝取過多肉類等蛋白質食物。

(4)黃色／黃褐色：如果形狀和量都正常，表示腸內的好菌很多，是理想的腸內環境。

(5)綠色：可能受藥物或食品影響。

(6)灰白色：可能是因肝臟、胰臟、膽囊等毛病而引起的消化不良。

看完了這些，記得早晨起床上完第一次廁所時，先看看你排泄出了什麼東西，再按下沖水鈕，因為這會幫助你更了解自己的健康狀況。

第 4 章　幸運在哪裡！

31、有「它」在就很幸運

關於幸運物會提升運氣的原理，有點類似於文學中的隱喻法，就是當你在什麼樣的位置，在該階段有什麼樣的期許及目標，你的幸運物就會跟著改變。也許你是一位學生，目標是學業順利，那麼幸運物可能是一枝筆。拿了它作答，感覺上就會順利了起來。假如你是一個想保持自信，並以自信來當作人生態度的人，那麼幸運物可能就會是一張曾經受過鼓勵的小卡片，或是一件讓你覺得穿起來特別稱頭的衣服。

因此，並沒有什麼特定的東西叫做幸運物，只要你認為這一項東西對你有特殊意義、紀念價值、能產生信心和能量的，都可以算是自己的幸運物。所以它有可能是具有能量的礦石；有信仰加持的結緣品、平安符；親友或是另一半送的有紀念性的小擺飾；一個代表你小時候特殊回憶的不起眼物品；一樣你自己非常喜歡的東西……，這些東西都可以稱作是幸運物。

如果你有這樣的東西，那麼記得請在早上出門前，帶著你的幸運物，也許是掛在包包上、吊在手機上、佩帶在身上，或是把它擺在床頭或房間的任何一角，出門前好好的看看它，對它講講你今天的心情及期許，這些都是可以讓你一天充滿信心及勇氣的方法。雖然它不一定具有百分百的效果，但它的心靈意義絕對是大於實際意義的。

32、sure!

每天將自己的行程和約會記錄下來，是現代人都要保持的一種好習慣。不論是用老式的方法——記在記事本或是月曆上，或是用手機、網路提供的提醒方式來記下自己的行程，總之確認自己的約會和行程是件很重要的日常工作。

在出門前確認自己的行程，除了可以先替自己做好面對挑戰的心理準備之外，做起事來也會不疾不徐，而不致於產生慌慌張張、搞不清楚的狀況。而且確認好自己的行程也可以有效安排自己的時間，並做好規劃，把一天該做的事情做一個順序排列，讓事情的完成度可以達到事半功倍的效果。

此外，雖然說外表不是一切，但是如果可以依照你今天該走的行程及約會，在出門前先替自己想好該做什麼樣打扮的準備，例如帶著什麼樣的行頭出門，都可以為今天事情的完成度加分。例如今天要拜訪客戶，那麼就配合那位客戶的喜好，也許跟他一樣穿運動風格的衣服，再一起去打打球；也許客戶就喜歡正經八百的談生意，那麼你的服裝自然也不能隨便，公事包裡也要裝好該準備的資料。

以上說的這些，雖然應該是人人都該懂的事情，但是成功距離你還有那麼一步之遙，你欠缺的是什麼？這時就該審視自己在早晨時光準備的這些小細節，畢竟好的開始是成功的一半，有好的習慣才是成功的關鍵。

33、出門前「廁所」了嗎？

還記不記得，小時候出門前，媽媽總是會提醒你要先去上廁所。因為每個小孩都會有這樣的經驗，只要在公共場所說要上廁所時，一定都會先遭到大人的一頓白眼。這樣的事情，等到自己變成大人時，才能夠完全體會在外面要帶小孩去上個廁所，是一件多麻煩的事。萬一你又有潔癖的話，上廁所這件事就沒完沒了了。

年輕的時候你我不懂，「為什麼每經過一個景點或是休息站，婆婆媽媽一定都要下去上個廁所，不是一兩個小時前才上過嗎？」後來，等自己活到那樣的年紀時，才發現廁所是「一定要上」的道理，因為如廁這件事絕對是不能忍的。

基於健康觀念你我都不能憋尿，但是在擠如沙丁魚般的捷運或是公車、火車上，塞在高速公路上，一遇到這些情況要是想上廁所，可就是天大的考驗了。而好不容易憋到了有廁所的地方，你會發現有這樣需要的人比想像的還多，只好再忍著排隊等廁所。

相信這樣的經驗每個人一定都有，所以為了讓自己在前往目的地時一路順遂；為了不想一大早就被「茅事」困擾而搞亂了一整天的心情，那麼記得在出門前一定要先去上個廁所。也許你以為自己沒有那個「尿意」，但相信你一到了馬桶前，自然就會有想上廁所的感覺，而且出門前在家裡上廁所的那段時間，同時也可以給自己一點小小的心理建設。不論你前一天有多麼不順心，在此時告訴自己「把衰事都排掉」，要嶄新的面對全新的一天！

34、好包包帶來好心情

這裡要講的公事包，其實不是刻板印象中「七先生」手提的那種黑色長方形公事包，只要是適合上班性質所拿的包包，都可以稱作是公事包，所以不論男生、女生都會有適合自己需求的公事包款式。

在挑選自己需要的公事包時，除了價格、顏色是依照自我情況及喜好主觀來考量之外，也可以根據下面幾點來做選擇：

⑴**材質一定要耐用：**因為公事包裡面固定會放重要的文件、鑰匙等物品，材質不好的包包，一下子這裡破洞、一下子那裡變形或是被弄溼，裡頭公司要用的重要文件鐵定會受到影響，當然也同樣會影響到你的工作運。

⑵**A4尺寸：**以可以放A4文件的大小為佳。大部分的書、資料、文件、公文等都在這個範圍以內，如果連A4文件都擺不進的包包，你的重要文件會容易

皺折、變形，進而影響效率和工作形象。

(3)**多個夾層方便收納：**最好是袋口可以封起來的款式，也要有多層的夾層，如此拿取手機、隨身碟等其他重要物品時都很方便，千萬不要大包包一個裡頭什麼都裝，等到要用什麼東西時，卻遍尋不著。

(4)**手提或斜背：**其實可以斜背為最佳。

(5)**筆記型電腦的袋子，也是一種很好的公事包。**

早晨出門前再檢視一下公事包內的所需物品，萬事準備充足之後，就可以昂首闊步的出門去，面對一天的挑戰吧。

35、腳也要幸福

雙腳其實是身體最辛苦的器官之一，因為它每天必須承受身體的重量，一直陪著你在外奔波打拚。萬一搭配到一雙不對的鞋子，或是因為愛美而天天穿著高跟鞋，那麼腳部一天的辛勞是可想而知的。而一旦到了炎熱的夏季，大家都喜愛穿方便的涼鞋，這時就是直接增加足部和鞋子摩擦的機會，或是曬到太陽的機會，所以呵護自己的雙腳就變得非常重要了。

人們的足部角質層較厚，容易妨礙油脂吸收，因此使用一般乳液難以得到滿意結果。所以在做足部保養前，最好能將足部浸泡在溫水中約十分鐘柔軟角質，讓足部恢復疲勞，同時使用軟化角質的用品，再用去角質工具將角質層磨掉或刮除，最後再用足部專用乳液保養。如果不想花太多錢特地去買足部乳液的話，也可用一些快要過期的面霜或身體乳液來取代雙足按摩霜。

雙足非常的辛苦，但也是最容易呵護的一個部分。只要你在早起及睡前用一些便宜或快過期的乳液，替它擦上，這時如果可以再穿一雙棉襪，並定期做一些足部護理，那麼雙腳不但可以每天都得到舒緩和保護，也能減低令人討厭的肥厚老皮的產生。擁有一雙好看的雙足，對於你的外在形象也會加分不少。

36、對自己好一點：來個國王的早餐吧

你會懷念渡假時住在飯店裡享用早餐的時刻嗎？很多人對於飯店的早餐都有一種迷戀及期待，因為飯店給人的感覺就是與高級、享受、特別、東西好吃等字眼畫上等號。當你在假期中賴在自家床上時，你寧可晚起也要捨棄吃早餐，但一旦你在飯店裡渡假時，起床吃飯店的早餐馬上就變成一天當中最期待的一件事。

享用飯店的早餐不是只有渡假時才能有的權利，正因為如此，偶爾犒賞自己一頓豐富的早餐也是相當不錯的。想想，能夠在大飯店氣派的環境下，感受特別營造出的空間感同時享用早餐，相信一定是件很棒的事。很多人覺得在飯店吃早餐很奢侈，當然對於一般人而言相當不可能，但是一年當中偶爾挑幾天這樣犒賞自己，未嘗不是一件好事。

現在坊間也有很多別緻的餐廳，它們不但提供美味的早餐，也營造出許多美

麗的環境，這樣的氣氛下給自己一份簡單又營養的早餐，能夠讓你一整天都充滿元氣並擁有好心情，相信這個價值，是值得你花兩三百元來享受的。所以若有機會，不妨給自己不一樣的體驗，記住！有魅力的早餐你我都能享用，它並不是只有有錢人才能擁有的生活喔。

37、小小微笑，大大改變

在人類早期的歷史裡，人們只能在水面上看到自己的樣子，於是在很多古代的文化中，這種在水面上可以看到倒影的現象被認為會反映出人的靈魂。到了十三世紀，基督教哲學家托馬斯·阿奎那（Thomas Aquinas）則認為鏡子能夠使人們獲得思想啟蒙，認為通過研究鏡子中的影像能夠幫助人們更加認識自我，更加認識自己在世界中的位置。而在中國，我們對於鏡子最了解的故事就是唐太宗與名臣魏徵之間的交情：「以銅為鏡可以正衣冠，以古為鏡可以知興替，以人為鏡可以明得失。」於是，從這些中外歷史中不難看出鏡子對於人類的影響，而它的功用絕對不僅止於表象而已。

鏡子早已成為每個人生活中不可或缺的一樣物品，它除了可以檢視自己的身形及衣著是否得體之外，最重要的是要學著能從鏡中審視自己的內在，看氣色、看眼神都可以讓你看到更清楚、更深層的「自己」。一個人只有真正用心觀察自己，才能夠越接近、了解自己的世界，否則即使你天天與自己相處，認為自己才是最清楚自我的人，但不可否認的，絕大多數的人都不敢真正與自己對話。

每天一早離開房門準備上班前，你都該認真的看著鏡中的自己，除了確認你今天的服裝儀容符合活動的需要之外，也要給自己一個微笑。因為你必須要學會給自己一個正面的鼓勵，藉由這個微笑，你會讓自己的嘴角上揚，而鏡子反射回你眼裡的景象，會直透進你心裡，讓自己能夠帶著自信與好心情步出家門面對一天的挑戰。記住！小小的微笑，意義超乎你的想像。

38、上天正在偷偷關心你

大部分人所追求的快樂及心靈安定，是指只有在「順境」或「沒有遇到逆境」的情況下才有的情緒，然而情緒卻往往受制於每個人的所作所為，所以說外界環境的安寧與否就變得相當重要了。但所謂真正的心靈安定，主要是訓練自己不受外界事物所影響，如人事物的干擾。所以一旦處在逆境，得先了解情況，讓心態適度轉換來處理事情，然後再放下。轉念再放下這個道理人人都懂，但是要怎麼轉換這個讓心靈安定的過程，很多人會訴諸信仰的力量來達成。

許多宗教和民族都有早晨祈禱或膜拜的儀式，例如伊斯蘭教的晨禮、中國人習慣的早起進廟裡膜拜等。而進行這些早禱的儀式，有不少人喜歡親自到廟裡、清真寺或教堂等地去進行，用意就是想要感受更龐大的信仰力量。這些宗教的力量存在於某個無形的空間之中，也會存在於祈禱者的心裡，所以早晨的祈禱可說是自己對自己所發出的一種真誠誓言。當然一天的開始，我們就可以藉由祈禱來讓自己的心靈早一步達到平靜安穩的狀態。

有句俗諺說：「早晨的蜘蛛殺不得！」其實早上的蜘蛛和晚上蜘蛛沒有什麼不同，但因為早晨是一天的開始，若一早就充滿「肅殺」之氣，那麼你一整天的運和圍繞在自己身旁的氛圍也會有所不同。這道理就好比古代要進行處決的時候，絕對不會選早晨，而是在午時；也不會選在春季，而是選在秋季（也是秋決的意思）。

早晨是希望，是象徵生氣蓬勃的時刻，所以一早要盡量避免不好的事發生。當然在這樣的時刻，無論你信仰什麼宗教，進行對自己有正面幫助的活動，讓一天充滿希望，而出門前的一個祈禱或是膜拜就是個很好的方法。

第 5 章　GO！快樂上班去

39、動動嘴巴醒醒腦

口香糖通常以蔗糖為甜味劑，使用過量可能會引致蛀牙。不過，一些以代糖（如木糖醇等）作為甜味劑的口香糖就能減低蛀牙的風險，而在咀嚼過程中分泌的唾液更有助牙齒健康。無糖口香糖內所含的木糖醇（Xylitol）不能為細菌代謝，且咀嚼口香糖能夠刺激唾液腺分泌口水，口水呈鹼性能夠中和口腔的酸，所以在進食後咀嚼口香糖能防止蛀牙。

雖然無糖口香糖可以幫助牙齒健康，但是早上起床後的刷牙工作還是不可少，這就像吃水果和喝果汁是不一樣的道理。一早刷完牙，吃完早餐，再嚼顆口香糖，可以有效保持口氣清新，也可以替口腔保健再多做一層功夫。另外嚼口香糖也有幫助舒緩情緒和提神醒腦的功能，所以在上班、上學途中，嚼顆口香糖再出門，可以讓一整天都有好心情跟好口氣，是不錯的早晨習慣。

不過千萬要記得口香糖還是不能嚼食過量，一般有甜味的口香糖吃多會蛀牙，而無糖口香糖中的山梨糖醇（sorbitol）是輕瀉劑的一種，雖然口香糖和其他食品的外包裝一樣都有加註「勿嚼食過量」的警語，但多數人仍不知道嚼食過量會引起腸胃問題，也可能導致腹瀉和體重大減，所以還是適度適量就好。

40、一點都不無聊

自從i-pod、mp3乃至mp4這些時髦的3C商品出現後，世界各大都市通勤族會出現的地點，都可以看到「人耳一機」的景象。這些通勤族在自己喜歡的音樂當中展開了新的一天，讓通勤時間不再無聊難打發，同時也使i-pod和mp3成為一種時髦的象徵，在紐約、東京、倫敦、台北……你都可以看到這樣時髦的通勤族。

然而在使用這類3C產品的時候還是得留意一些細節，免得它造成你耳朵長期的傷害。例如音量不要調得過大聲——mp3最大音量可以高達八十分貝，相當於一台割草機所發出來的聲音，這種聲音能直接損害聽力。建議把mp3的音量控制在最大音量的三分之一至四分之一處。此外，每次聽完音樂之後，養成把音量調節鈕轉回到最小音量的習慣，以避免下次一開機就立刻爆出震耳欲聾般的聲音而影響正常聽力。

另外，佩戴耳機收聽時，使用頭戴式耳機或耳掛式耳機顯然比耳塞式耳機要來得好。而依照音樂型態的不同，連續使用的時間也有差別，較激烈類型的音樂大概以聽一張ＣＤ的時間為準，聽完就要休息一下；至於輕音樂類型的也盡量避免連續聽兩個小時以上，因為再怎麼好聽的音樂聽太久都會有損聽力，不可不慎。

而早晨上班、通勤時，這些３Ｃ產品便是你排解通勤時無聊的好伴侶，但在聽覺處於聆聽音樂的情況下，別忘了可以偶爾拿下一只耳機，聽聽早晨車水馬龍或是人聲沓雜的聲音。畢竟給自己一點時間去感受最自然的晨光洗禮，才能在最短的時間內，進入現實生活的心情準備中，你說是吧！

41、快看！那美好的風景

每個人都會對某一處的場景特別有感覺，它不一定是在你上班上學途中最美的風景，但你就是會對它產生出某種特殊的愛好。也許是那一棵已經半倒、不倒的樹；也許是一間每天生意都超好的店家；也許是某戶人家門前那特別的造景……。

每天上班上學途中，那條必經的道路上，從平凡又制式化的路徑中找出一個特殊的點來讓你對這段路產生一點小期待，這其實是每個人都可以試一試的。這就好像暗戀的心情一樣，期待今天會不會在這班車上看到對方；期待今天對方出現時會有什麼不同的表現；期待對方會不會跟你買一樣的早餐？還是一如往昔的只要在旁邊看著他就滿足了。相信這樣的心情是無論到了幾歲，都會讓自己產生正面能量。建議你多運用日常生活中，可以提升心情及積極指數的小物件，來激起你一天的活力。

或許你會隨著那個喜愛的場景悲傷或喜悅，然而你一看到它時，心情也會因此而得到一種滿足感，即便是不好的事情，你偷偷陪著難過的心情，其實也是對自己的一種警惕。當然，它若是好的景象，你喜悅的心情自然會不由自主的出現。或許這些心境對現在的你來說實在太平凡不過，但你如果願意用心觀察、體會周遭一些平凡無奇的事物，相信你整個人的內涵將會有潛移默化和意想不到的提升，因為成功的要素也不過就是差這一點而已！

42、一句話改變全世界

你最愛的名言佳句是什麼？也許是一句正夯的廣告流行語；也許是你從小就訂給自己的座右銘；也許是成功人士在某一本書或演講上提到的秘訣，當然也有可能是情人給你的一句甜蜜話。

你所喜歡的佳句，也許會隨著心情或當下環境的改變而有所不同。你可以在日常生活中多留心周遭的人事物，這個舉動會幫助你發現受用的佳句其實很多而且日日充盈，當你面對不同的環境時，隨時都有好的佳句出現在你腦海裡幫助你，它像是你自己的心靈小天使一樣，時時在心中提醒你，給你鼓勵或為你指引方向。

有機會，可以把對自己有特殊意義或是情感的佳句抄寫在隨身的小冊子上。藉由每日審視這些你喜歡的句子，來反省自己過去這段時間來，到底做過、經歷過什麼樣的事情，而自己又是在什麼樣的情況下體悟了什麼，以便幫助自己渡過生命中某些想不透的難關。這個看似簡單、不起眼抄寫佳句的動作，其實都是對邁向更成功的自己與生活，具超乎想像和幫助的東西。

而利用早晨通勤時間或是剛至辦公室打開電腦之前，審視或默念一下自己心中最愛的佳句，為新的一天的開始增加心靈上的抵抗力，也是一件可以讓自己有信心的小撇步。

43、四輪算什麼！自行車正夯

歐美國家多數都有Bikeways，也就是自行車專用道。在這些國家中，行人永遠是第一，而自行車騎士也像行人一樣，擁有受禮讓的權利。在提倡環保、節省能源使用的今天，無汙染又可以鍛鍊體力的自行車，其實已相當受到歐美人士的歡迎與重視。在紐約、舊金山等各大城市，都可以看到身穿西裝、騎著自行車上班的通勤族。現今人們對於這些自行車愛好者，越來越多是抱持著敬佩與認同的想法，因為在環保意識已經相當受到重視的今天，能為地球多盡點心力，同時鍛鍊自己的身體，這樣的意識和好的習慣，是值得讓人稱許的，所以「禮讓自行車騎士」，在國外很多地方都普遍進行著。

說到使用自行車最普遍的國家，荷蘭可稱作箇中翹楚。荷蘭的面積與台灣相仿，人口約一千六百萬人，而自行車的數量竟然也與人口數相當。荷蘭的自行車專用道超過一萬七千公里，整個國家有三百多個車站提供居民攜帶自行車隨行運輸的服務，只要中途累了，你隨時可以和自行車一起搭車。而自行車上了道路，也有負責指引自行車專用道的交通標誌，一路引導騎士通達四方。

在油價高漲的現在，開車嫌油錢太貴、騎摩托車擔心廢氣對空氣品質有影響。既然如此，選擇以自行車為交通工具，不但有助於環保觀念的推動，對壓力過大、生活繁忙的上班族來說，更是可以帶來免費運動與提供一天身心活力的機會。目前已經有越來越多人願意選擇騎自行車上班，重視健康與關心環保問題的你，怎麼可以不加入呢？

44、擠擠擠……不要擠！

選擇工作時，你可能沒辦法遇到「錢多、事少、離家近」這種好事，而算一算在公司附近租屋要花多少錢這種事，一旦拿來和通勤要花的錢相比，到底哪種最為划算？或許多數人最終還是會選擇當個通勤族吧——至少每天回到家時你還有家人可見，也可能還有一頓飯可吃，甚至還能與家人相處、鬥嘴。當然，通勤是相當辛苦的，睡眼惺忪或是精神渾沌不明時還要跟大夥一起擠捷運、公車，甚至是搭火車，一想到就無力……。

通勤或許也是惡夢，想想：如果你得九點到公司，那麼就必須趕上這一班的車，才能如願在九點之前刷卡，這樣的話每個人想的都跟你一樣，所以你的夢幻班次鐵定擠滿了跟你一樣想法的人……。

所以，如果你想好好利用這段通勤的時間、好好吃頓外帶早餐、好好看一份報紙，或者是把握時間閉目養神，那麼就提早半個小時、甚至一個小時出門吧！雖然只有三十分鐘的差別，但是路上的人潮和車子真的會少很多，而且車上會有位子可坐，也可以提早到公司，早點進入工作狀態，甚至儘早完成今天的工作進度。有這麼多的好處，全都是因提早出門而展開的喔。

45、在公司的個人Show Time

假如公司規定九點上班，你是最後一分鐘才匆匆進公司刷卡的那種人？還是八點鐘就已經到達公司，接著輕鬆的喝杯咖啡，打開電腦收信並整理好辦公桌的那種人？如果你認為每一天要有好的開始，就是讓自己有足夠的時間調整好上班的心態，若是提前一個小時出門上班，那麼你便已經實踐了成功的要訣了。

雖然提早到工作崗位好像是讓老闆賺到了，但這卻也代表你多了更多屬於自己的下班時間。你可以不必為了今早的遲到進而影響了整日的工作效率；相對的，更可以妥善的按照規劃完成今日該有的工作進度，所以你可以準時下班，好好的計劃下班後的娛樂時光。

提早上班還有很多其他好處，除了可以給人良好工作態度的印象之外，也可以讓人感覺到你是個自律性甚佳的人，而且值得主管相信及託付。提早到公司，可以不必擠電梯、可以好好吃頓早餐、更可以充裕的使用這段尚未開始工作的時間來補印個文件，甚至聊聊是非八卦。在這不受打擾的一個小時裡，處理昨日未處理完的公事，效率之好之快，絕對是你出乎意料的。

假如你也認同提早到公司的好處或者還不那麼明瞭，不妨就從明早開始試試，你便會發覺提前一小時到公司的時光的確值得利用。

第2篇

晚安，原來這樣很舒服！

Part 2

第 1 章　夜晚，能做什麼？

1、什麼？明天要早起！

2、讓自己放·輕·鬆

3、我思故我在

4、噓，這是我的悄悄話

5、獨善其身？

6、Ready?

7、記得跟上蒼說晚安

8、有「夢」最美

9、帶笑容一起入眠

10、沉沉睡，好滿足

1、什麼？明天要早起！

每個人都知道早起好處多多，但是有沒有發現一個經驗，假如你明天必須要提早起床去做一件重要的事，可能是見客戶或是趕飛機出差，所以你前一晚就會不斷告訴自己要早點睡。平常也許是十二點多才會入睡的你，為了隔天的早起，你會提早到十點鐘上床，但是越躺越清醒，數羊數到一千隻還是睡不著，最後輾轉難眠地到了習慣的十二點多才睡去，白白浪費了十到十二點這本來屬於你的個人作息時間。

當你想要提早起床時，就必須要做好心理的調適，像是睡前不宜吃太多、喝太多，當然咖啡、茶類等飲品就不要在睡前喝。很多人說睡前兩小時內就不要再進食，這是有道理的，睡前吃東西一方面影響睡眠品質，一方面也會造成身體器官運作的負擔。而在心理調適方面，你會為了第二天某件重要的事情而需要早起，所以最好在睡前就做好隔天工作或出差所需要的準備，你心裡踏實了，就寢時才不會東想西想、杞人憂天的影響睡眠情緒。

當你一直想著「快點睡著、快點睡著」反而不太容易睡著；當你明明有事必須要熬夜完成，卻早早就打瞌睡。沒錯，這就是人性！所以如果你明知第二天有重要的事需要早起，還不如在睡前多花點心思去做一些明天該做的準備工作；相信你只做了五分鐘隔天的準備工作，馬上就會有睡意上身，這就好像隔天要考試的人，在睡前三分鐘多背些英文單字，更容易催人入睡。所以有時試著反其道而行，反而更能達成效果。

2、讓自己放‧輕‧鬆

常常聽到一句話：「快樂也是要過一天，不快樂也要是過一天。」這是人活著時一個很簡單的選擇題。當然，沒有人願意整天活在不快樂之中，然而偏偏在這個時代，很多統計都顯示人們不快樂的指數偏高。

晚上的時光是非常值得人們珍惜的。雖然早晨也是相當重要的時刻，但是人們卻不常利用和把握，加上現代社會都市化程度高，普遍的家庭活動和社交活動都是在晚上進行，一旦你錯過早晨與家人互動的時光，又不好好善待自己晚上的休閒時光，那麼久而久之當然就會落得孤單的下場。

很多人晚上喜歡花時間自怨自艾，一邊吃著泡麵，一邊批評著新聞；或者時常和另一半吵架，一邊看著小孩的功課不斷叨念，一邊又擔心家事做不完、擔心沒有足夠的存款去買想要的東西；或是自己的小孩及另一半不如他人，外頭的人如何欺負自己……。如果在夜晚，你的腦海裡不斷充斥著這些杞人憂天或者通通都是別人不是的想法，那麼你肯定是不快樂的人。

學著用正面的想法看待事情，有「佐賀的超級阿嬤」的精神，即使你的物質生活不富足，但是你精神富足的一面肯定會令人羨慕。當然，這端看你想要用那一種方法過生活。所以，試著在夜晚的時光，讓自己的心被正向的能量給填滿。當你滿腦子充滿著：「要是發生那樣的事我該怎麼辦？」、「明天會不會被老闆罵！」這種杞人憂天的情境，自然就會漸漸的與這樣的情境越來越接近，這樣的你，是無法有平靜的心去面對重要的夜晚睡眠時光喔！

3、我思故我在

利用夜晚的時間，將你需要思考的事情一一整合並找出適當的方法來處理，給自己這樣一段沉澱、思考的時間，是每個成年人都應該要積極擁有的。

法國著名的哲學家也曾說過「我思故我在（I think so I am）」這樣的至理名言，所以「獨立思考」就是個人本身獨自去做推理及解決問題的歷程。而所謂協調，就是將需解決的問題加以組織，並以條理化、分析化的方法找出解決途徑，所以解題的「方法（過程）」和「答案（產品）」是同樣重要的。

問題解決的過程包含五個步驟：瞭解與思考、探究與計畫、選擇策略、尋找答案以及省思與擴展問題。以上一段話看似嚴肅，但你要知道，人生隨時面臨著各式各樣的困境與危機，這些你都必須要認真看待與面對。誠實的面對自己並尋求解決問題之道，是所有想成功的人士都應該要做的。此時，夜晚的時間恰好就是實行這些自我修練、條理思緒，並塑造成功理念的最佳時刻。

在每天的夜間獨處時光，找個十至二十分鐘的時間，把房間內的電視、電腦等東西關掉，留下輕音樂或是柔和的燈光，再加上一杯淡淡的茶、飲品或者是白開水，讓自己處在最舒服的狀態。不去想今天所有的倒楣事，也不以明天會有多少壓力來當思考的前提，而是在此刻整合你將要面對的問題並加以條理化後再找出解決之道，這需要在身心狀態平衡及舒適的狀態下做，才會有正面、積極的效果。

4、噓，這是我的悄悄話

有些人會覺得跟自己對話似乎是有雙重人格或是精神分裂的傾向，又或是覺得這是一種習慣性的碎碎念，容易引起別人的反感。事實上這是種可以自我療癒的簡單方法：在睡前與自己對話可以讓你與自身做心靈溝通，也是一種靈性覺醒的進化。

如果你在睡前能夠養成與自己對話的習慣，代表你正在經歷一種全新的自我檢視過程，它有助於思慮的平穩清晰，而在練習與自己對話的過程中，你可以釋放自己過去舊的、不好的能量。一旦這樣的自我溝通越來越流利，前後相當連貫並具有一致性，代表著有更多更新的能量將流向你，而這時你可能會發現有許多好事即將要發生。

那麼，在與自己對話的同時，你是否嘗試過感謝自己？有時候該保持感謝的心去看待自己身體的每一個器官，你要相信「是你自己和身體的器官溝通」。智者常說「觀諸於心」，也就是要你自己去傾聽內在真正的聲音，如果你沒有抱持著滿足、感謝的心態來看待自己，那麼將聽不到自己內在最真誠的心聲。所以你得自己和身體器官做溝通，它會知道你的需要進而完成你的願望。那麼，每當你無病無痛、平平順順的過完一天時，能夠不感謝自己嗎！

在睡前與自己對話並反省近期的自己，都是一種良好的自我檢視方法。而當你完成與自己的身心對話之後，便會更加了解自己的想法，讓心情沉澱並自然而然的進入平穩的睡眠狀態，而且不需要靠外在的成功或稱讚，就能因為了解自己而產生自信。這種相由心生的自信，會讓你不斷產生進步的鬥志與勇氣，持續保持用正向的態度與想法來迎接每天的挑戰。

5、獨善其身？

現代人的生活，因為都市化及便利性，加上工商型態的轉變，導致就寢時間越來越晚。大部分的人都是因為早起、早點出門的這個動作辦不到，於是有了要晚歸的因素，而且加班時間越來越長，導致回家的時間就越來越晚，那麼晚上真正屬於自己的時間自然就減少。

現在不但是大人忙，小孩也很忙。小孩因為補習而影響了大人必須去接送的時間，於是晚餐時間越來越晚，那麼進而影響了飯後的家事時間，而接下來盯小孩功課的時間也就越晚結束，而且身為家長的你必須要等小孩上床，才可能有時間去洗個衣服或是洗澡。加上現在網路、電視頻道隨時都有太多東西吸引著你的注意，萬一還聽聽另一半抱怨今日的種種不幸，相信很多人到真正上床就寢大概也早就超過十二點了。

假設這一天你是七點鐘到家，那麼到就寢的十二點多，這五個小時的時間，到底有幾個小時是真正屬於你自己的？如此想起來的確有點可怕，所以不要輕忽常常在不知不覺間流逝的光陰。看到這裡，有沒有一種動力讓你想開始好好規劃整理一下，如何善用下班後的夜晚時光？今日事今日畢，若你在當晚就完成了手邊該做的事情，這種完成感所帶來的心靈平靜與充實，也是讓自己可以順利一覺好眠的重要方法。

6、Ready?

「為明天做好準備」是人人都知道的事情，這不光是在晚上就準備好明天需要用到的文件，或是再檢查一遍功課、再多念十分鐘書……。「成功是留給平時就做好準備的人」，所以你如果時常為了明天會出現的特定事件，才臨時抱佛腳來做準備，心裡多少還是會存在著不安和擔憂。

每天夜晚就是該做好所有分內的事，這並不是只為了某天的某樣特定事件，而是要養成習慣，因為它們本來就該由你來做。例如學生每天晚上都必須溫習功課、寫作業，而不是到明天要段考或是抽查作業時才連夜趕工；主婦每天晚上都應該要分配時間來整理房間、洗衣、熨衣……，而不是忽然想到明天該穿哪件衣服或是該幫家人準備什麼，今晚才在堆積如山的衣櫃中尋找那個你要的東西；明天有英文報告或是要接待外國客戶，所以你今晚特別緊張，想多花兩個小時念英文，但是如果你老早就知道工作時會有遇到這種事情的一天，平時就該打好英文基礎，而不是前一晚才擔心害怕。

所以成功是留給平時有做準備的人，至於每個人平時該準備或做些什麼，相信這只有你自己最清楚。如果能妥善規劃夜晚的個人時間，發揮它的最大效益，成功一定離你不遠。同樣的，帶著準備好的自信與充實的心情入睡，一夜的好眠帶來隔日的容光煥發，這又是一樣成功的重要因素，你說是吧！

7、記得跟上蒼說晚安

有宗教信仰的人，通常會在睡前做禱告，讓整日的心情能立刻獲得平靜，並得以抒發情緒。禱告其實是人與（你所信仰的）神明交流的一種方式，但它也不失為一種享受安穩睡眠的方法。

睡前的禱告通常可以幫助人們反省一天的行為，不需要用華麗的詞藻來傾訴，只要用平實的語氣向神明說自己內心的話即可。所以禱告基本上是沒有什麼特定的語詞或是步驟的，最重要的是用真心來向神明訴說你想告訴祂的事情。

然而，禱告也不是有宗教信仰的人才能做的事情，很多人也會在晚上夜深人靜的時刻，看著自己的幸運物，或是對一件有意義的物品、想念的人的照片，低訴自己的心願。有的時候，甚至只是看著窗外的天空，對著星星、月亮等默念自己的願望……。以上這些雖然都不算是宗教儀式，但是與睡前禱告的功用一樣，都有安定心靈的異曲同工之妙。

所以假設你在夜晚的個人時間裡做完了份內的事情，不妨試著在睡前找出一種方式來替自己的心留個抒發情緒的管道，相信這樣做應該可以讓你之後的睡眠更加香甜。

8、有「夢」最美

一首歌可以有畫面，一段故事當然也有畫面，而你能夠把自己的夢想變成一幅圖畫，並親手去替夢想勾勒輪廓，填上色彩？當然，這張夢想之圖不是一朝半夕就可以完成的，是必須靠你的人生歷練，逐步、逐步的知曉。

到底哪些是你的夢想？這些夢想，可不是像中樂透，或是明天撿到一百塊這樣不勞而獲的夢想，而是一個你真實人生想要追逐並完成的夢想，你會因為這個夢想而成長，並且感到人生因此圓滿了起來。

上班、上課時無法專心作夢，坐車時深怕坐過頭或是忙著欣賞沿路美景所以也得專心（但身旁這些形形色色的人事物，都是能啟發你美好夢想的一員），於是可以真正專心作夢的時間就是在睡前了。

當你準備好一切，把自己的身心都調整到最舒適的狀態，這時在距離睡著前的時刻，替自己的夢想畫上幾筆，它也許是你今天已達成的，也許是你明天預計要做的，此時夢想的輪廓會慢慢清晰，而你若能夠在這樣的情況下入眠，絕對是一件很滿足及幸福的事情。

同樣的，當你正在用一個方法，有形的無形的慢慢朝著這個夢想接近，這樣的引力自然會為你帶來吸力，你所期盼的都會來到你的身邊，而真正來臨的時候，你可以大無畏的接受它，因為這就是你逐夢、且踏實耕耘而來的，是你應得的東西。想想這樣簡單的「吸引力法則」其實不是遙不可及，只要你願意靜下心來作夢，然後一步一步的去實踐。

9、帶笑容一起入眠

帶著笑意入眠是一件相當幸福的事，在這樣愉悅又充滿著幸福感的情況下睡著，就連作夢都會是美夢了。就寢時最重要的是能帶著愉快的心情入眠，它代表著你是一位身心健康的人，身體沒病沒痛。當然，現代人有的各類精神類疾病也不會困擾著你。

想想在單戀時候，當你喜歡的對象忽然對你示好或表白的那一剎那，是不是快樂得像小鳥在飛一樣？從那時開始，你的嘴角一定會不自覺地揚起微笑；想想那些你另一半今天對你說的那些貼心話，這個比任何藥物或是有價值的禮物都來得令人開心；想想今天父母的身體依然健康如昔，聲音洪亮的對你嘮叨，這時你的嘴角應該要揚起微笑，因為這些嘮叨代表他們是這麼健康，而父母的健康也會帶給子女快樂。

人時常要在心裡住著那些令人感到滿足、快樂的想法，並用正面的心態去看待每一件事情，那麼你的心情將會永遠可以保持樂觀、開朗與豁達，你根本不需要在心頭壓著幾千斤重的壓力來拖累自己的健康，還犧牲了原有的快樂。

如果你擔心自己忘記曾經有的那些快樂，可以透過某些方法來讓自己時時保持笑意，例如在床頭附近擺些對你而言最有紀念性的小東西，或是最喜歡閱讀的書籍或小卡片，睡前摸一摸、看一看，讓微笑不自覺的揚起，進而帶給你一夜好眠。如此，直到第二天神清氣爽的在晨光中甦醒，昨晚臨睡前讓你帶著笑意入眠的點點滴滴，說不定就這樣持續出現在你今天的生活中喔！

10、沉沉睡，好滿足

每個人應該有過這樣的經驗：不是在最佳狀態下睡著，也許是熬夜，也許是心事重重的情況下入睡，那麼即使第二天睡到中午才起床，依然會覺得很累、很疲倦。然而，如果睡眠的情緒或心態是在調整過後才入眠，那麼即使只睡了兩、三個小時，你仍會覺得睡了很久很久，有一種睡飽的感覺。

有沒有睡飽其實跟有沒有熟睡有關係。人處於真正熟睡的良好睡眠狀態下，會充滿元氣，精神十足。而什麼方法可以幫助你安穩進入夢鄉？

在台灣，以冬季而言，舒緩身心的最佳助眠活動莫過於泡溫泉了。在水質良好的溫泉泡個二十分鐘，就可以有很好的效果。而泡溫泉不但有助於身體健康，也能讓你不畏低溫，最大的好處就是在當天的晚上，你便可以輕易達到熟睡的狀況。所以假設你很難熟睡或不容易睡著，不妨可以找個機會去泡泡溫泉，從體驗身心放鬆的情況下，慢慢進入熟睡狀態。

當然，很多人會選擇用外物的力量幫助自己入眠——安眠藥或鎮定劑的使用。只不過依靠藥物來入眠，睡著時可能無法達到真正的心靈愉悅，醒來時也同樣不是真正讓身心得到足夠休息而自然產生出滿足的狀態。最好的入眠方法還是要靠自己的意志力與樂觀理性的心態來幫忙，唯有常保持這樣的態度，讓自己不論在什麼情境下都能進入沉睡的夢鄉，才是一切健康與快樂的根源。

第 2 章　我家小窩最好！

11、成功小訣竅

12、這樣才舒爽！

13、偷偷溫暖你的心

14、今晚你想要「彩色」還是「黑白」？

15、氣場v.s.能量

16、與澱粉抗戰！

17、人人都是品酒師

18、你「刷」對了嗎？

11、成功小訣竅

千萬不要以工作忙碌為藉口，而讓自己有無止境加班的情況，或者是每天都必須花錢喝酒應酬，如此不但傷財、傷身，也失去了很多與家人相處的珍貴時光。

報章雜誌上有許多例子：每天忙碌的父母，以為賺錢給家人就是給他們最好的愛，但是其實家人要的是最真實的感情交流。如果你忙到連小孩今年念幾年級都不清楚，或者是「下班後小孩早已就寢，起床後小孩早已上學去」的這種地步，那麼你得該好好審視這樣的親子互動關係是否優良——你有沒有因為工作而忽略家人太多。

成功其實並不是要你犧牲家庭生活而換得，就算是因為這樣而獲得了成功，少了陪你一起分享勝利果實的家人，實在是倍感辛酸。常聽到很多人後悔說：

「為了事業而忽略家人，導致妻離子散。」這樣的故事在社會上各角落到處發生，連續劇也都時常上演著，所以千萬不要讓它變成發生在你現實生活中的故事，畢竟人生不能重來。

你會發現，真正成功的人，連家庭生活都能夠掌握得很好。這樣的人，工作有穩定性，事業能一直保持高水準甚至更上層樓，其主要原因就是有家人做為最堅強的後盾。反之，很多看似成功的人，人生總是大起大落，這樣的成功方法或許也不是你想要的。記得！無論如何要多愛家人一些，然後再忙也要記得多留時間給家人，畢竟溫馨的家庭生活才是最踏實的。

12、這樣才舒爽！

許多人的夢想就是能夠住在通風良好、採光充足、視野優美和舒適溫暖的屋子裡。不過因為經濟因素或地段等現實條件影響，多數人都無法住在自己心儀的屋子裡。因此如何在室內設計裡下功夫，打造放鬆舒適的環境，來改善生活品質就變得很有關係。

你的一生中，總是會有幾樣東西是無法捨棄的，例如某次旅行中發現的特別紀念品；總是無法割捨的日記本；寒冷冬天會讓你感到溫暖的毛襪……，它們每一樣都經過歲月的洗禮，你都相當熟悉。即便沒有精品般的誘人，但只要放在身邊，就會讓人感到放鬆。假如你的臥室有這些接近生活的自然素材，就很容易著手來佈置令你感到舒適、放鬆的空間。

當然，每個人對舒適、放鬆空間的風格與定義都不同，不管是走簡約風、奢華風，或是可愛、搖滾風等，都要記得一個重點——房間的整潔及收納是相當重要的。唯有把東西巧妙收納起來，保持房間整齊，才是舒適的第一要素。畢竟舒適的空間是打造良好睡眠環境的不二法門，也是人們對「家」重要的依賴感與歸屬感之一，有了舒服的環境，才能天天都是好生活。

13、偷偷溫暖你的心

「華燈初上」，霓虹燈將夜晚妝點得更加美麗。夜是光的發揮時刻，許多國家的大城市更將自家的夜景納入都市的觀光計劃當中，自夕陽下山開始，天空從橙黃色轉為紫黑色的氣氛下，多少男男女女均沉醉在這浪漫的光線饗宴裡，久久駐足不去。這樣的氣氛到底能不能用燈光在房間裡營造出來呢？

我們常用的燈泡分為一般燈泡及球型燈泡，均屬白熱燈泡的一種，白熱燈泡與日光燈比較，其亮光有溫暖感。其中透明型燈泡與白色燈泡，透明型燈泡較有輝煌感，因白熱燈絲的光輝令人感覺愉悅；白色燈泡則較為柔和而溫暖。大多數人總以為日光燈比燈泡好，其實這種想法有待修正。從「質」的方面來考量，日光燈的平行光譜，光線每秒內閃動多次，容易引起眼睛疲勞。此外，日光燈對近距離使用的工作者而言，亮度太強，不如燈泡來得柔和。燈泡發射出的放射光譜光線，較日光燈更接近自然的原色。

燈光該如何選用，以營造良好的生活空間，在室內設計的空間美學上已受到一定程度的重視，一般來說臥室的燈光均較為柔和。而且，現在燈飾的設計也很進步，選用一盞有六到八個燈泡的燈具，並隨著作息需要去更動白色與黃色燈光的數目，讓房間的光線永遠都處在你最需要的氣氛下。

在居家環境品質的提升上，已有不少家庭採用間接照明的設計來營造室內環境，例如把燈嵌在天花板或牆壁內，一方面具美化效果，二方面在光度的調配下更符合現代人想營造的特殊休閒氣氛。想要擁有良好的生活環境並安穩舒眠，不妨試著改變居家中的燈具與光線吧。

14、今晚你想要「彩色」還是「黑白」？

即使每個人都有自己喜歡的色系，但室內設計的顏色通常以暖色系為多，因為色系會帶來視覺和感受上的影響。當然，室內設計並不是一定要整個都採用同一色系，也許主牆面是玫瑰白的暖色，那麼窗簾就可以挑米色、淡黃或是淡藍等你喜歡的色彩；衣櫥或是五斗櫃也可以挑選和窗簾等其他傢俱可相映的顏色，讓屋子到處都可以看到你喜歡的顏色。

室內設計的色彩選用，最好是以明亮色系為主，這樣一進房間才會有好心情，如此長期待在裡頭活動或是睡覺，心情才不會潛移默化地受了影響而不自知。尤其長期在學業或是工作上有壓力的人，房間色系的挑選就格外重要，因為它會直接影響你晚上回家後的情緒變化，這可能是你淡淡而不自知的。

或許有些人不喜歡屋子內東一個顏色、西一個顏色，於是有了簡約風格的室內設計。它可能就是整體都以白色或是大地色系為主，這時候你就可以在擺飾上下點功夫，例如變換色彩，像是擺個色彩鮮豔的小鬧鐘、彩色衣架，或是一個設計優雅的鏡子等。東西雖小，但你的房間會因為這些彩色的小東西而賦予了新的氣象，讓你更喜愛自己的舒適小窩。

15、氣場v.s.能量

氣場，指的就是氣體可以運轉流通的場所。只要是會呼吸的生物，其本身就是一個有機氣場。若是無機物的話，只要其內部有氣體可以流動，也會有氣場！舉凡有氣體流動之處，它本身便會帶有一定的正、負極的磁變化，也會產生一定的力量（推力、拉力），而這種力量便是能量。

當一個人在室內活動，身體產生出的能量及氣場，就會直接與室內的氣場相互作用。所以，如何不讓室內的氣場變成阻礙運氣或是身體機能正常運作的空間，就是你需要注意的課題。

一般來說，房間除了要常保整潔，物品要有系統的擺放與歸類，以及記得打開窗戶讓室內的空氣流通之外，身上的衣著也是一個重點。很多人會有一個不好的習慣，就是一回家便往床上躺，也不先換掉身上的衣服。

無論你在外面是保持得多麼乾淨，身上畢竟還是沾染了很多戶外的混雜氣息，所以回到家記得一定要換上家居服，一來是衛生整潔的觀念，二來這樣才不會讓外頭複雜的氣息影響你的房間氣場。當然最重要的，在家就是要放鬆，換上家居服，當然是最舒服的。

16、與澱粉抗戰！

剛出爐的麵包香氣逼人，很難抵擋它的魅力，尤其下班之後經過麵包店，一聞到麵包香，便會走進去買幾個回家當點心。這聽起來是個很不錯的生活品味，但是麵包是澱粉來源最多，也最容易變胖的食物。就一個西點麵包（例如最常見的波蘿麵包）的熱量而言，至少也有三百到四百大卡左右，而如果吃太多包甜餡或是鹹餡的麵包，對你的體重來說絕對會有很大的影響。

米飯是我們日常生活的主食，但它的熱量卻比想像中來得高。一碗（一般飯碗）白米飯的熱量大約是兩百到三百大卡，即使是便利商店的小飯糰也都有半碗飯的份量。一般人的錯誤觀念以為一定要吃多一點飯才會飽，但其實澱粉不耐餓，可能剛開始吃會覺得飽，但過不久就會又開始餓了。

很多人會發胖的原因，在於飲食的不均衡。澱粉通常會轉化成熱量被身體吸收，讓自己的體脂肪增高。而吃過多澱粉類的食物，不但沒辦法擋餓，也容易讓你變胖。

所以不論是想減肥或是要維持住體重，基於健康的原則，都不宜在晚上八點過後再攝取澱粉類的食物，因為這樣就等於是誤餐。一旦誤餐的話，千萬不要以你剛才沒吃到正餐為藉口，所以在不應該吃很多東西的時間吃進原來要吃的食物份量。例如你應該要晚上七點就用晚餐，但是卻拖到八、九點才開始吃，這時就要考量到時間，以及待會要就寢的問題，而在用餐的時候就要主動減量，不然就是多吃一些輕食類的食物來代替你原來想吃的東西。

畢竟，不論你再怎麼餓或是當天吃的東西再少，只要過了晚餐時間以後再吃東西，就都算是宵夜。意思就是宵夜會屯積熱量在你的身體裡，長期下來就會造成肥胖。所以當你晚上想吃東西時，盡量選擇清淡的蔬果或是牛奶來止飢就好，因為即使吃的東西熱量再低，對身材還是有影響。

另外，夜間是身體的休息時間，腸胃蠕動會減緩。若在睡前吃東西，食物長時間停滯在胃中，會促進胃液的大量分泌，使胃黏膜造成刺激。久而久之，易導致胃黏膜潰瘍、抵抗力減弱，這些都是造成胃功能下降，使身體不健康的主因，所以你不可不慎。

17、人人都是品酒師

一天下來，如果工作讓你身心俱疲，這時可以來杯含酒精的飲料，但是要記得，如果你想放鬆就不要去太過擁擠的酒吧。坊間推廣睡前喝杯紅酒的觀念已行之有年，加上一般紅酒的售價並不高，適度培養自己品酒的雅興，對中老年人來說也是很不錯的一種保健方法。

紅酒中含有大量的酚類物質，如單寧、紅色素、黃色素等。這些都是可以抗氧化、防止心血管疾病與降低膽固醇的大功臣。另一方面，大部分的人食物攝取的性質偏酸性，使得身體容易產生病變，而紅酒因含有大量的鹼性元素，所以能使人體緩和酸性，讓身體更健康。

在睡前來杯紅酒既保養身體又能增添生活的情調，加上它能讓你有好一點的睡眠品質，可以說是好處多多。不過前提是你要懂得如何品酒，把酒當成情趣、當成好朋友，而不是以豪飲來表現自以為是的品味，這點相當重要。

當然，最基本的就是藉由慢慢培養品酒的興趣，來讓你的酒量慢慢進步，進而才能開始真正懂得什麼是品酒的樂趣。但如果你是個毫無酒量、容易喝醉的人，這方法就還需要再考慮了。

18、你「刷」對了嗎？

刷牙不但可以保持口腔健康，同時也有抑制食慾的效果。如果你覺得有點餓的時候，可以刷刷牙，如此嘴裡的薄荷味道會暫時抑制住想吃東西的慾望，而且你也不會希望這時候吃的每樣東西都有殘留著薄荷味道吧！

所以說為什麼要在晚餐之前就刷牙的原因便在於此。相信很多人都知道，有些人的減肥方式是選擇在傍晚之後就不再進食，但這對大部分人來說是件辦不到的事情：「我不可能不吃晚餐，而且也不是所有的人都需要減肥！」如果你只是想維持身材或是健康、適度的飲食，那麼就可以在晚餐前先刷個牙，利用減低食慾的這個效果來讓自己在晚餐時不要吃太多或是攝取過多熱量。

另一方面，對牙齒健康很注重的人，每天不光是只有起床及睡前會刷牙，事實上在飯前漱口、刷牙，飯後再刷牙清潔口腔的也大有人在。總而言之，這算是個簡單易做、維持健康的方法，它也不會影響你的睡眠品質，就不妨將它納入你的晚間好習慣之一。

第 3 章　休息，是為了更好睡覺

19、冥想？空想？就是不要胡思亂想！

光是看到「冥想」這個名詞，可能就覺得非常抽象，同時會主觀的認為似乎是一般人不可達到的境界。

冥想原本是宗教活動中的一種修心行為，如禪修、瑜珈、氣功等，但現今已廣泛的運用在許多心靈活動的課程中。雖說是冥想，但方法不勝枚舉。有坐禪的冥想，也有站立姿勢的冥想，甚至是舞蹈式的冥想；另外，祈禱、讀經或念誦題目也算是冥想的一種。以另一種方法簡單的來說，看部喜歡的電影、聽聽最喜歡的音樂（古典、爵士），或是興奮的計劃自己的未來，都可以算是冥想的方式。

越來越多的報導指出：不論是靜坐或冥想，對身心都有很好的舒緩與改善作用，而且這個方法不但相當個人，也不一定需要特殊場地、時間的限制，當然，更沒有服裝的要求，只要一切自然舒適即可。而靜坐或冥想一旦得法，便相當適合忙碌的現代人。所以當你靜坐或冥想休息時，心跳會放慢、血壓會下降，精神緊張的症狀會明顯改善，便是成功的冥想。

當然，不是只有上班族或學生才會感受到壓力，家庭主婦、退休的中老年人也都需要適時的放鬆來讓自己達到一種平衡的狀態，以應付瞬息萬變的社會。在現代這個大環境下，你我都要能夠為自己找一個紓解壓力的出口，並學著釋放內心的苦悶與煩躁，畢竟在精神病已變成文明病的現在，如何讓自己有健康開朗的心靈，是大家都要學習的一項重要生活課題。

20、不要跟壓力當好朋友

現代人好像沒有人敢說自己完全沒有壓力。一般人都認為壓力就是精神緊張，但壓力其實是人體對任何需求所表現出來的一種反應，所以日常生活中身體所需承受的負荷，都可視為壓力。

人有壓力並非壞事，因為壓力也代表著一種努力的象徵。人體的運作本來就能夠承受與排解各種壓力；壓力會使人更具生命力，或者激發不可知的潛能。然而，它之所以會危害人體，在於所承受的過重，或時間持續太久，甚至次數（發生頻率）太頻繁。一旦自身又無法解壓，尤其當壓力集中於某一特定器官或機能時，危害不言而喻了。諸如現在有許多的精神疾病，躁鬱症、憂鬱症等等，許多都是導因於壓力過大，無法適度紓解所造成，而其他常見症狀則有頭痛或胃痛。這些小病小痛其實都導因於壓力過大，是身體發給你的警訊。

如同前面所述，適度的壓力反而能激發潛能、讓自己表現更好，甚至轉變成一種積極的動力，讓你更努力進而接近夢想。只不過，要如何排解過多或是過於頻繁出現的壓力，就要學會懂得如何釋放。

以下有幾種簡單釋放壓力的方法，不需要花什麼金錢或是額外安排時間。第一種就是大笑。俗話說：「笑能治百病」，大笑時，體內緊張的激素會下降，免疫力相對增強。而且笑可以悅人悅己，何樂而不為？第二種就是前面也提過很多次的聽音樂。欣賞音樂，可讓血壓和脈搏都很穩定，音樂對於人心靈的療癒是超乎想像的，有時甚至會影響人一輩子。此外，旅行也是一種良好的紓壓方式，相信很多人在工作繁忙之餘，要你選擇一個最快的放鬆方式，旅行通常是多數人的首選。不論遠近，一趟旅行都能夠為你帶來意外的收穫和滿滿的元氣，讓人們可以重回崗位，充飽電量再出發。

當然，平時你心中就要抱持正面想法，多想些好事，減少負面情緒就能減少精神負擔。有空時去散散步，有助於心情平靜，同時放慢呼吸、放鬆肌肉。總之，適度的壓力會讓你更有動力前進，離夢想更近一步，但在努力追求夢想的同時，記得養成一些好習慣，不讓壓力變成你接近夢想的絆腳石。

21、幫身體「秀秀」

精神緊張、壓力增加是現代人生活的通病，不過只要每天花個十分鐘，用家中唾手可得的物品放鬆自己，就能擺脫緊張情緒。

最適合在晚上做的一種紓壓活動就是泡澡了。雖然說節省水資源是目前全球倡導的活動，而泡澡的確是比較浪費水的一種沐浴方式，但這裡的做法不需要你天天泡澡，而是在周末或是特定的日子裡，一個月泡上一、兩次，相信這個紓壓方式會是你每個月當中，認為最享受的一件事。

你可以在浴缸裡放好溫熱的水（以不超過攝氏40度為準），滴上幾滴你喜歡的精油，或是在浴缸旁點上香氛蠟燭，如果可以的話，將浴室的燈光調暗，甚至是關上燈，在特別營造的氣氛下，給自己一個很放鬆的情境。

記得泡澡的水位要在胸部以下，避免壓迫到心臟位置，時間最好不要超過二十分鐘，這一來是擔心水溫變涼容易感冒，二來是要注意流失過多的水分。所以一般建議是，在泡澡時最好在旁邊擺一杯水，不時的補充水分。起身之後儘快把身體的水珠及汗珠都擦乾，再擦上身體乳液，這時候，相信你的身心大概都已經得到了最滿意的紓壓狀態（有的時候是要這樣好好對待自己的身體）。

然而，要享受泡澡所帶來的紓壓暢快之感以前，千萬要記得不要一吃飽就下去泡澡。記住這個要點之後，相信經過洗滌的身心便能為一天劃下完美的休止符，同時替明日的活力做好萬全準備！

22、用腳「護」身體

不是只有得過香港腳的人才有搓腳的習慣，事實上睡前幫自己好好洗個腳，甚至做做腳底按摩，對睡眠及身體健康很有幫助。

俗語說：「睡前燙燙腳，勝服安眠藥」、「睡前洗腳，勝服補藥」、「養樹護根，養人護腳」。早在一千四百多年前，隋唐時期的藥王孫思邈，就提出過「寒從腳上起」的見解。

國外醫學家把腳稱作人體的第二心臟，十分推崇腳的保健作用。中醫也認為腳上的六十多個穴位與身體內的五臟六腑有著十分密切的聯繫，所以腳底按摩這項傳統療法，才會這麼深受中外人士歡迎。而著名的泰式及各式按摩，也都會在按摩前先用溫水洗腳，稍作腳部的按摩及放鬆，再進行其他部位的按摩，這些都有其道理可循。

有沒有發現，在冬天的時候，無論身上穿多少件保暖的衣物，但總敵不過腳上穿上一雙好的厚棉襪保暖。相信大家應該都會有這樣的經驗，只要腳覺得暖和了，那麼身體自然就不會冷得直發抖，所以腳的保暖與保健是強身健體和保養身體的最好方法。

此外，若能養成每天睡覺前用溫水（四十至五十℃）洗腳、按摩腳心和腳趾的習慣，便能有效促進氣血運行、舒筋活絡、恢復陰陽平衡的狀態等各種功效，對老年人來說，更具有祛病健身的效果。

23、晚上一起來運動

在吃完晚餐之後，距離睡眠還有幾個小時的時間裡，可以做一些運動幫助胃消化。當然，在越接近睡眠前的時間所做的運動，就不要太過劇烈。以下提供幾種適合夜間的運動：

(1)走路

走路是一種最普通、沒壓力又可鍛鍊身體的運動，它不需要特別的環境，但是卻需要一雙好鞋來陪你。可以選擇一段路徑，找你可以看到一些喜歡景色的路線，或是有上坡、下坡的路段。一趟路走下來，這是一種最沒有壓力又可以鍛鍊身體的走路運動。

(2)爬樓梯

爬樓梯是個有效率且方便的運動，每天能夠挪出兩分鐘來爬樓梯，持之以恆，對於全身體能和健康的指數都會有明顯的提升，而對於降低膽固醇也大有幫助，不過要注意的是最好依個人的心肺耐力來調整爬樓梯的速度。另外，肥胖者或是五十歲以上的老人，或者腿部及關節有問題者就要避免這種運動！

⑶園藝工作

當一個小時的園丁，整理自家的花園或草皮，至少可以消耗三百卡的熱量，而這同樣是個可以紓解壓力及讓血壓降低的好方法。用不疾不徐的速度，按部就班的去完成園藝工作，這樣也可以運動到你身體的每個部位，還美化了居家環境，是不是相當一舉兩得呢！

⑷肩膀運動

長期看電視或電腦，容易引起肩膀痠痛，這時可以試著將雙腿併直併攏，踏在地板上，挺直腰背，將雙臂向外伸直，開始慢慢的向前畫圈，運動你的肩膀。做四到八個八拍之後，再往反方向畫圈，這簡單運動可以重覆做個五分鐘。

(5)溜狗

如果你的寵物是狗狗，而你一整天都沒理牠，會不會有罪惡感呢？在國外有專職幫人溜狗的行業，但是像這樣好的活動，千萬不要錯過還花錢請別人做。每天溜狗，不但有益你與狗兒之間的感情，同時也可以把溜狗當成是一種運動，每天讓狗兒和你一起去外頭走走，是件一舉兩得並且有益身心的活動呢！

24、就是這個氛圍！

要講究室內的氣氛，每樣佈置都不可馬虎。以臥房來說，因為它是陪伴自己睡眠和養精蓄銳的重要場所，所以素材的挑選相當重要。如地板的選擇，有人偏愛簡潔光亮好清理的瓷磚地板、大理石地板的氣派或是木質地板的溫馨，這完全要看你想把室內氣氛打造成怎麼樣的模式。

房內色系的挑選，除了像前面所敘述的該留意的事項之外，床單、床罩的挑選也非常重要。一套好的床單，除了可以有效增加房間的質感及馬上看出主人的品味之外，最重要的是它是你睡眠時最貼身的一樣東西，關係到你的睡眠品質。

另外像是房間的燈光，如前所述，要挑選溫暖的色系，柔黃色的燈光或是夜燈的設計，都可以讓你在入眠前房間的氣氛更加舒適。更講究的像是在房內點些精油、薰香，或是放上一盆鮮花，一首好聽的CD音樂，在有形及無形中，讓你的視覺、聽覺、嗅覺都有很好的享受，這也是講究房內氣氛所不可少的。

而除了重視這些有形及無形的室內佈置及氣氛外，室內的氛圍也是很重要的。尤其不要忘了最基本的室內通風和保持空氣的清淨，常開窗戶保持空氣流通，同時使用空氣清淨機等方法都是相當不錯的。以基礎與進階雙管齊下的氣氛營造，一起讓家中呈現最佳的室內環境。

25、紫色魔力——芬芳的薰衣草

薰衣草算是香草植物中經濟價值高、市場需求最大的，同時也是現代人普遍運用的芳香植物。以精油來說，薰衣草精油市場接受度高，也是少數能直接塗抹於皮膚上的精油之一。

薰衣草有著濃郁的花草香氣，又被稱為「寧靜的香水植物」。它具有鎮靜的作用，可以安定心情、鬆弛神經、紓解壓力，更可以治療感冒初期的咳嗽症狀，同時也是治療偏頭痛的理想花草。身心感覺不舒服時，可以吸入或塗抹少許薰衣草精油來使自己放鬆，同時保養心靈，減低和平衡不安緊張的情緒。

也因為薰衣草本身特性的關係，於是很多沐浴產品及身體護膚乳液都喜歡以它做為香味來源。而薰衣草也很適合在晚上使用，在肌膚保養上，能有助於滋潤、保濕；在情緒的功用上，其相關產品則有助於放鬆情緒以達到安眠的效果。

如果你有點精油或香氛蠟燭的習慣，在夜晚嗅聞薰衣草的香味再睡去是非常棒的一種享受。

適當正確的睡眠，是保持健康及年輕的秘訣之一。要保養心靈年齡的年輕和情緒的安穩及淨化，嗅聞薰衣草就能幫助你達到內外兼備的效果，不妨試一試！

26、用美麗來「滋養」靈魂之窗

你有沒有發現，小朋友的床邊故事及童書，內容一定都是非常溫馨，容易受人感動的；或者是像小女孩都會讀的童話故事一般，它們總是編織著幸福美好的結局。而當小朋友聽完這些故事時，不但能帶著笑意入睡，同時也能潛移默化地教導他們將來該如何正面看待社會事物，產生正面處理事物的腦波。

而成年人的你，也應該在睡前看或讀那些美麗的畫面，它可能是一本印刷精美的旅遊圖集，不需要你花太多腦筋去閱讀，但藉由書籍中美麗的圖片，讓你的腦海產生畫面來神遊其中，達到比文字閱讀更深一層的想像之中。

你也可以看一些溫馨的電視頻道，讓它來告訴你人間有愛，世界處處有溫暖。因為心情受到淨化，所以任何事物輸入到你的腦海中自動會排除不好的雜質，進而產生正面的腦波，而你眼睛裡的世界將會變得更美好。

你都是在哪些地方看到美麗的畫面呢？是否覺得它們有可以幫助你睡前放鬆情緒的功效？保持好心情入睡，睡前所看到的美麗畫面，還能幫助你增進隔天起床的元氣。

第 4 章　不要隨便當「杞人」

27、拒工作於房門之外

現在的人或許因為居住空間比較狹小（尤其是住在寸土寸金的大都市裡頭），很多人無法有完整的空間規劃，於是將客廳和廚房混在一起使用，或是臥室搭書房合為一間，以便在最經濟的空間下做最大的用途。不過，如果你是睡眠情緒容易受干擾的人，那麼就要特別注意了，因為在臥室中若還擺有工作桌或電腦，睡眠品質可是會受到干擾的。

如果你實在受限於空間，電腦桌及工作桌不得不放在臥室裡，那麼要千萬記得不要習慣在床上用筆記型電腦或看電視，然後在想睡時倒頭就睡（宅男、宅女就是這樣產生的）。也要記得不要隨手把工作日誌或是ＰＤＡ這樣的東西放在床頭櫃上，因為這些東西會讓你睡眠情緒受到工作思緒的干擾，進而造成睡眠品質不佳。

另外，單身女性如果在職場上表現得可圈可點，但卻一直覺得桃花運不佳，或是一直把重心放在工作上，沒有時間好好找對象談戀愛，那麼就看一看自己的臥房是不是充滿著電腦或工作的影子，因為這可是會影響桃花上門的喔！

28、隨手做記號，工作沒煩惱

你是不是有一種經驗，就算明天要出國去放大假了，但是心裡還是感受不到要放假的興奮感，老是一直想著公司的哪件事還沒解決，又或是想著明天你沒進公司之後，到底公事會不會照常進行，別出什麼紕漏之類。於是你就會一直處在莫名的不安情緒中，不斷的查著電子郵件或是按著手機，直到入睡前還是抱著不安的情緒。

這些其實都是庸人自擾，既然決定要做某件事，那就應該朝正向往前看，擔心根本不會發生的事情只是浪費時間。為了要避免這樣的情況發生，最好的辦法就是平時養成記錄工作完成度的動作。

你有使用過拍賣網的經驗嗎？有空可以仔細看看上面的交易紀錄和一些特殊的選項和提醒功能（例如付款、交易提醒、已給評價等機制）。你可將這種提醒方式利用在你忙碌的工作清單中，搞清楚自己到底完成了哪一些工作。

不管你是否有專屬的行事曆，或是習慣用手寫方式記錄事情，還是喜歡用網路的提醒功能、ＰＤＡ等等，除了每日列下你該做的事情之外，記得在完成之後順手畫個Ｘ，或是用紅筆記錄一下執行結果，免得有些事連你自己都搞不清還重覆做，徒增煩惱。當然，萬一你要接手工作或是他人代理你的工作時，這樣做也會清楚得多。

一旦你養成這樣的習慣，假若在睡前還在為了無謂的事情煩心或不安的話，順手檢閱一下自己的工作進度，或許你將會安心許多，更容易沉靜的入眠。

29、給你一個安全感

如前面所述，睡前會有不安的情緒，除了是自己天生多慮的個性或是壓力過大造成之外，其實最重要的是你有沒有為明天的挑戰做好一個對策或是方針。這個對策或方針有時候並不是真的要你明天就馬上去做的計畫，而是你心中的一個藍圖而已，這張藍圖是幫助你定下心來的一件物品，將它放在你心裡，讓你有種踏實的安全感。

具體來說，假如你明天早上要去面試或是見一個重要客戶，除了必須要準備好書面資料和相關口條的訓練之外，服裝儀容也是很重要的一個關鍵。建議你在睡前，除了再檢視書面資料是否有缺失，以及是否已有一套應對的台詞之外，還需要想好明天衣著該做怎麼搭配的妝扮，才不致於第二天一早慌慌張張，沒時間好好思考，最後亂了方針。

心裡的感受騙得了別人，但是騙不了自己。如果你明天有一場硬仗要打，那麼你心中的那張藍圖和上戰場所需的戰袍，是否都已安排妥當，這關係著當晚你是否能有個安穩的睡眠，也可以知道你的安全感是不是自己騙自己的！

30、在晚上寄郵件？NO！

在電子郵件氾濫使用的現在，很多人在收信的時候都會有一種壓力。如雪片般寄來的信件，有許多是垃圾信件、客戶抱怨的信件，又或者是老闆的指責信件。而必須快速抉擇是否該刪去還是要保留，變成許多使用網路者時時得面對的一件事情。所以，你如果不希望自己寄出的信件變成別人收信時的困擾，那麼就有一個方法要注意：別在深夜發出郵件。

什麼樣的人會在深夜寄信給別人？扣除因為國際間時差問題不算，許多人都是半夜睡不著覺，腦子滿滿焦慮的問題，或是因為睡不著而產生的負面情緒，於是這個時候想起今天某件公事沒有處理好、哪件事和朋友起了爭執，所以當下便發了封信給下屬、同事，或者是朋友，但是你無法確定用詞是否言簡意賅，用字是否妥當，因為處於負面情緒，所以你無法知道自己到底在半夜寄了怎麼樣的信件給別人。

而收信的人也是一樣，當你一早開信箱看見了這樣令人不悅的信，檢查一下發信人的時間，一半以上都是在半夜發出來的。這樣的經驗，相信很多人都有。所以，為了確保自己的郵件不是別人眼中的討厭信件，最好不要在半夜精神不佳的狀態下亂寄信，信的內容不妥就算了，也有可能因為睡眼昏花，而把信寄到別人的信箱也說不定啊！

31、電話也要休息囉

你習慣就寢的時間是幾點？即使現在都市化的程度普遍，就寢的時間越來越晚，不過還是有些人因為工作關係或是因為家中有老人、小孩等，需要配合全家人的作息和就寢時間，所以時間太晚就不喜歡別人打電話到家裡。

早期常聽長輩說，晚上九點半以後，最好就不要打電話到別人家裡，這不是沒道理的。即便目前手機使用普遍，如果晚上真的有什麼事情需要聯絡，那麼傳簡訊似乎比較好一點，至少你打擾到的只是他個人而不是全家人。

有些人喜歡在晚上打電話給別人，或許也沒什麼重要的事情，但就是喜歡聊天扯是非，這其實也是不太好的習慣，一來如果電話長時間被佔線，對方家人看久了多少會不愉快；二來前面也提過，每個人晚上都需要留給自己一點私人時間。扣掉每天必做的事情，能好好休息的時間其實不多，如果對方的時間又被你的聊天電話所佔據，即使他不好意思掛電話，但心裡多少會對你的行為扣分。所以晚上講電話，最好把握長話短說以及講重點的原則，儘量避免造成別人困擾。

另一方面，講電話時很有可能因為聊得太開心，以致於音量不自覺的提高，如此也會影響到家人甚至左鄰右舍的安寧，所以晚上講電話這件事，還是有很多小原則需要注意。此外，無論電話內容是講他人是非，或是抱怨生活瑣事、分享喜悅心情等，難免都會影響自己入睡前的心情；畢竟睡前最重要的是平靜與安定，生氣或是太 High 的通話內容，都會影響睡眠的情緒。

32、別再和電視約會了

電視所帶來的負面影響，可能大過你所想像的。

看電視是現代人最普遍的休閒活動之一，吃飯看電視、休息看電視、在車上看電視、睡前也看電視……。因為看電視，所以你回家後的時間，有一半以上的時間都花在看電視上，除了基本的寒暄之外，你跟家人真正聊天相處的時間是否比看電視還少？只要在螢光幕前坐上半個小時，人體的新陳代謝與活動力都會下降，而久坐不動，本來就是造成肥胖，以及使身體代謝降低的原因之一。

看電視的時候，眼球運動機會減少，因為眼睛只要盯著電視螢光幕，既不用特別擴大瞳孔，甚至不用來回移動，導致眼球缺乏一般性的瀏覽活動，這會使得培養閱讀習慣所需要的搜尋、瀏覽、對焦的能力受損。

電視不僅讓眼睛缺乏運動，也會讓我們的心境變得懶惰、被動。夜間電視

（尤其是新聞台），因為觀眾的收視習慣，所以更強調刺激性的內容，於是負面字眼及影像、擴大分貝的音效，或是跑馬燈形式的字幕不斷在電視螢幕上來回出現。即使不去看，這些東西還是會悄悄進入到你的腦海裡，影響你的情緒。

夜晚八點到十一點是夜間活動的精華時段，健康的就寢時間最好是在十一點以前，所以許多你想做的事情最好都在十一點以前完成，如果你再把這一天精華的休息時間全都奉獻給了電視，少了與家人的互動，或是不出室外做點舒緩的夜間運動，那麼你實在不算是個會利用時間的人。

33、負債？欠眠！

電視、網路和五光十色的外在環境，使現代人的作息時常受影響，所以容易長期處於「睡眠負債」的狀況下。一個人如果長期處在睡眠負債當中，不但會影響情緒和工作上的表現，還會減低記憶力、警覺性、注意力和判斷力，同時加速老化、造成肥胖，甚至引發其他嚴重的疾病。所以如果長期熬夜念書、上網和加班工作，對身體完全是一大傷害。

很多人以為每天只睡個五小時、六小時，到週末再來睡個十小時就可以補回來，這其實是不對的觀念。因為一個晚上的睡眠不足，需要補四至五個晚上的睡眠量才能補回來！如果長期睡眠失衡，會造成大腦的機能受損，而且很難再回復到正常，即使連續補眠再多天也修復不回來！

要避免有睡眠負債的情況，就要有養成正確生活習慣的觀念。熬夜不但影響身體健康，最直接的影響就是第二天的精神了。通常熬夜後的隔天，不但精神不濟，記憶力減退，還讓人會對你的表現力、執行力產生問號，所以不可輕忽熬夜的影響，尤其年紀大的人更不可為之。

好好規劃下班回到家之後的時間，念書、做家事、家庭活動、上網、看電視等晚上會做的事情，儘量安排在十一點以前完成，因為十一點以後是肝臟排毒的時間，它需要在睡眠中進行。此外，如果你想要有健康的身體，除非必要，儘量不要做晚班的工作，因為那真的是跟自己的身體過不去的工作，賺來的錢都要拿去買保養品或藥品，是得不償失的。

34、房間亮晶晶，心情好Happy

沒有人會希望自己的臥室是凌亂的，但很多人的臥室卻都散了一地自己的東西。有個整潔的環境才會讓自己有好心情，做事的效率才會提高，而且乾淨的環境對身體健康也有幫助。這些都是每個人已經知道的事，所以當你看到這裡時，趕緊回想一下自己臥房裡的桌面和地板上是否還是堆滿了雜物。一個人再怎麼優秀，房間凌亂，就代表個性散漫、隨便；不拘小節雖然聽起來是優點，但不代表你是生活有規律的人，所以對自己生活環境周遭的清理與保持整潔，還是在乎一點比較好。

然而，要維持窗明几淨、井然有序的家，真的不是件容易的事情。一個家的整潔不是管好自己就可以，還必須大家一起維護，萬一家中有誰習慣不好，要維持整齊清潔，可能還會引起家庭衝突。當然，維持房子的整潔不必像經營樣品屋一樣，若能養成隨時將用過的東西做到順手放回歸位的習慣，就不必天天費心打掃，而且保證讓你天天保持心情愉快。更何況有整潔的房間自然產生好的氣場，每天生活在窗明几淨的環境裡，其所帶來的正面影響就已經先贏了一大半，當然，要擁有正面的情緒更是相當容易了。

常聽到有人自圓其說的表示自己的房間是「亂中有序」，其中所指的「有序」還真是見人見智了！每天維持最基本的整潔度，至少將桌上及地板的灰塵、堆成一疊未整埋的書籍或一堆未洗過的碗盤都要好好的清理和收納。如此，即使下班後非常疲倦，一開門就看到乾淨整潔的環境，心裡絕對會馬上放鬆起來。

35、就是不要告訴你——日記的秘密

如果你有寫日記的習慣，大概不會在白天把昨天的日記寫上來吧！夜晚通常是人們比較會寫出心情的時刻，即使很多人說日記是私密的，只是寫給自己看、抒發心情的方法，但是也有另外一種說法是：如果你不想讓別人知道的事情，又怎麼會白紙黑字的記下來？所以寫日記的人，其實心裡通常都有個小小聲音告訴自己，期待「有朝一日會被看見」。

當然，隨著科技的日新月異，寫日記的方法不再像以前一樣用筆寫在日記本上，更多人選擇用部落格來寫日記。不過用部落格寫日記要記得，你這一天當中最原汁原味的喜怒哀樂，若沒有設定好密碼的話，同時就會有一票人一同閱讀你的心情，這時若要再反悔、修改或刪除或許一點幫助都沒有了。

寫日記是抒發一天情緒的好方法，就筆者的看法而言，晚上適合沉澱，如果

你有什麼苦和樂，可以先去瀏覽別人的部落格或日記來轉移目標（但別隨意留負面情緒的字眼在別人的留言版裡），等你確定心中的想法的確可以讓你平靜寫出當日心情時，再決定是否要寫日記。

古今中外，人們均藉由寫日記獲得了內心的平靜與意外的精神收穫，更多時候寫日記同時也是一種心靈的治療。當你把不願公開吐露的心事與想法寫出來，其實就是強迫自己在面對，而這對壓力的抒解，幫助其實是大過於想像。難怪有人說寫日記具有反省與抒解壓力的功能，而且歷久不衰。

36、是牛？是豬？是綿羊！

睡不著的時候數羊，是大家都知道的方法，或許也是一個相當老套的方法，但不可否認的，它偶爾還真的頗有效用。

數羊主要是要營造一種單純的情境，人如果一直處在一個很單調、無趣的環境下就會容易打瞌睡。這道理就像上課時，你反覆聽著老師說著不懂或是沒興趣的課本內容便會睡覺的情境一樣，而數羊就是為了要營造這樣的環境。

睡不著其實也不一定要數羊，這時候或許可以放一些節奏比較單調或沉悶的樂曲來幫助睡眠。當然，不一定要用輕音樂類型的曲子，一些像是宗教音樂之類的心靈音樂，助眠的功效其實跟數羊都有異曲同工之妙。另外，重視嗅覺的人也可以在這個時候配合薰香來幫助自己入眠，前面介紹過像是薰衣草等有助眠及安定情緒的精油或香味，都是可以搭配在一起使用的。

至於數牛、數豬難道就不易入睡？前面說過，這只是營造一種單調情境的方法，數羊只不過是因為其溫馴的個性還有純白的外型，加上牠生活在一大片草原上的那種聯想，比較會讓人快速進入平靜安穩的心境，進而有助於進入睡眠的情緒罷了。

第 5 章　就是這樣！好好眠

37、好柔好綿好好睡

「寢具」被解釋成「睡覺的用具」是相當貼切的，它包含床、帳、枕、席、被、褥、毯等都算是寢具。早期的台灣社會，受限於經濟條件及生活型態影響，多數人並不太注重寢具的選擇，但由於現代人對生活品質的注重，以及長期對健康的考量下，開始願意多花時間了解睡眠的重要性，並願意花比較多的錢來投資品質好一點的寢具。

寢具影響健康的觀念已被日漸重視，想想每天至少有六至八個小時要睡在床上面，如果想要擁有良好的睡眠品質，寢具的功效可是相當大。而品質好的寢具，首重一席彈性及材質好的床墊，同時搭配一個高度、硬度適中的枕頭。

有的人偏好睡在木頭地板上，但即便如此，也要在木頭地板上墊上一張床墊來睡比較好。因為台灣的氣候潮溼，木板容易受潮，睡久了身體也會生病。至於床墊的軟硬度就看個人的喜好及身體需要來做選擇，目前好的床墊也許動輒就要價上萬元，但是一張好的床墊可以讓你安眠、紓壓，也可使用很多年，相當值得你為自己的睡眠健康來投資。另外，品質好的寢飾組也非常重要。床是你臥室中最大的傢俱，用品質好的寢飾來佈置，除了可以提升生活品味，讓處在臥室內活動的人有好心情之外，質料好的寢飾也會為你的睡眠品質加分。

一套幾千塊或是萬元以上的寢飾組，在布料和織紋上多少和一套五九九元的不一樣，特別在肌膚的觸感有差，而且洗過之後會不會起毛球的情形也相差很多。市面曾經充斥著不少黑心寢具，睡眠既然是很重要的事，那麼選一組可以耐用很多年的寢飾，其實不算是浪費的表現，而是愛護自己、照顧健康的一種表現。

38、不乾不濕，這樣剛剛好

冬季，很多人都有皮膚乾燥、缺水的問題，而即使在夏天，也會因為時常處於冷氣房裡頭，導致皮膚缺水而不自知，於是保濕的問題可說是每分每秒都受到重視。

皮膚一旦缺水，膚況不佳自然容易會產生細紋或是過敏、紅腫等問題，這些都是會讓皮膚年齡看起來老化的主要因素。所以，當你在夜間睡眠時間，除了要關心自己的情緒及心情是否平靜之外，皮膚等呼吸順暢的問題都要一併注意，這時，就不可不提到夜間濕度的控制了。

當溫度在二十二至二十六度，濕度在四十至六十％時，是最舒適的情況。一般來說如果室內溼度小於三十至四十％，人就會開始感覺口乾舌燥，並會有想喝水的反應，溼度越小這種感覺越強烈。至於如何維持室內濕度於最佳的狀態，可參考下方：

適當使用除濕機，使室內溼度維持在四十至五十%之間。這樣也可以避免塵蟎的問題，因為塵蟎最佳生長濕度是七十五至八十%。不過也要記得，除濕機不要過度使用而導致室內太乾燥。

保持室內通風良好。儘量讓陽光有直接照射到的房間的機會，尤其在冬季。不要因為怕冷或是長期開冷氣而忽略了開窗戶的動作，讓空氣自然流通才有舒適的睡眠環境。

39、拒絕濕冷冷，就要暖呼呼

近幾年來氣候異常變化，冬天夜間的氣溫時常偏低，所以睡前使用暖氣和電毯的人越來越多。不過在使用暖氣和電毯時，除了要注意一般使用電器的注意事項之外，最重要的是要記得定時。要定時，省電當然是原因之一，另一方面是不要讓室內過於乾燥，因為暖氣吹久了，身體缺水的感覺會很明顯。

尤其如果使用同一個電源，不要同時開啟兩台暖氣（冷暖氣的除外），因為暖氣的耗電量較大，同時開兩台容易跳電。特別是冬季使用電器，一定要謹慎多留意。

通常在開暖氣睡覺後的隔天，因為戶外的低溫加上室內開過暖氣的室溫，反差頗大，所以會有很多水珠凝結在窗戶上，並順著滑落到窗軌。如果你開暖氣的時間越長，水珠會越積越多，最後有可能會在窗邊形成小積水，所以怕潮濕的物品最好不要擺在窗邊。

另外，出門前記得在房內開啟除濕機，讓窗邊的水氣和室內的溼氣可以被吸收，免得等你晚上再開暖氣時，窗邊積水的事件又會再重演。當然，如果可以的話，在夜間睡眠的時間裡，除了設定暖氣或電毯的時間之外，也可以預設除濕器的時間，適度的將兩樣控制氣溫及濕度的東西交替使用，以營造更乾爽舒適的睡眠空間。

40、和音樂一起說晚安

現代人在忙碌的工作與生活壓力下，夜晚往往會難以入眠或是失眠，這時聽聽具有舒緩壓力、改善失眠的心靈音樂或搖籃曲都是很好的選擇。

搖籃曲（lullaby）又稱催眠曲，是一種形式簡單、節奏搖盪，用來安慰小孩的歌曲，最有名的搖籃曲目是由音樂家布拉姆斯所作。會有搖籃曲的出現，原來曾有一段小故事：布拉姆斯的好友，其中有一位是當時著名的小提琴家舒曼，而搖籃曲正是布拉姆斯在幫忙著照顧精神失常的舒曼，及看顧小朋友時所作的曲子。搖籃曲最大的特色就是曲調緩慢，旋律溫柔協調的樂風，有助於穩定心靈來獲得身心舒緩。

「心靈音樂」這個名詞在近代越來越受到重視及歡迎，主要原因就是現代人的壓力過大，所以不但在運動時講究心靈音樂輔助，在休閒及睡眠時也需要藉由心靈音樂來撫慰心靈。而所謂的心靈音樂簡單說就是「藉由音樂，給予心靈正面影響」的音樂，它可以讓情緒平靜，讓心靈回歸最初的狀態。

在面對每天忙碌的工作壓力和生活壓力之下，更需要有香甜的睡眠及安穩的心靈來應付隔日的挑戰。而每個人適合的催眠音樂都不相同，只要是能夠讓自己放鬆的，都可以當作催眠音樂，例如沙發音樂、古典音樂，或者是大自然的音樂等，都是不錯的選擇。在睡前可以在舒緩音樂的氣氛下，洗滌心靈、訴說夢想，讓自己進入沉睡的夢鄉，一夜好眠。

41、黑漆漆的好東西

竹炭是竹子經過炭化處理，使用高溫讓竹子炭化，並依其炭化的程度（溫度的差異）分成三種等級，用途和作為燃料的木炭或煤炭有所差別。竹炭在日本又被稱為黑鑽石，主要應用於生活補助機能的目的較多，其中的一級（頂級）品，主要是用於過濾及煮食時用，在日本和台灣是在煮飯時放上一塊竹炭於米上一起煮，米飯會飽滿也香Q好吃。

市面上相當流行竹炭製品，而它在生活中的應用也相當廣。例如竹炭可放進米缸中防蟲、保鮮；剛油漆的房間充滿甲苯、香蕉水等工業用溶劑，氣味刺鼻且不易散，這時只要放置竹炭，便能很快去除空氣中的有毒物質，回復清新的空氣。

另外，竹炭也有隔絕電磁波的作用。因為竹炭經過高溫燒製，即成為良好的導電體，具有與金屬板同等或以上的遮蔽性，是最好最輕的電磁波遮蔽材質。如果在家電製品周圍及手機上放上竹炭，可阻隔電磁波，避免人體受到傷害。

此外，人體在睡眠當中，透過毛細孔的呼吸，每一晚大約要向體外排出一杯的水分。隨室溫的上升，排出的水分量也隨之增加。如果你也覺得竹炭的功用很有幫助的話，不妨可以買一些相關的竹炭產品來幫助自己營造更舒爽的睡眠環境；尤其用在保暖衣物或是棉被等布料上，不但會讓你穿、蓋起來相當舒適，也可達到安眠的效果。

面對地球暖化問題來臨，竹炭製品這個可以不斷循環利用的環保產物，已越來越受人們喜愛，如果你怕冷又想要有個安穩的好眠，不妨考慮購置些竹炭相關的寢具，讓你有個香甜的睡眠。

42、這樣最溫暖

在冬天，很多人會有手腳冰冷的情形。在身體還屬健康的情況下，大部分的人都是因為缺少運動，或是不當的節食，造成營養不均衡及血液循環不佳而使手腳冰冷。另外，體型較瘦、虛寒體質的女生最容易出現手腳冰冷的情形，因為這類型的人末梢血液循環較差，容易使體溫調節的機制紊亂。改善的方法不外乎就是要定期運動、均衡飲食，吃一些溫補食品，睡前泡腳、補充維他命E等。

常聽到很多人說雙腳冰冷，就算穿襪子也無法溫暖起來。通常，在睡前腳部如果無法暖和，便很難入睡，而且睡眠品質也不會太好。而手腳冰冷除了僅能讓睡眠狀態達到淺眠的程度之外，半夜你也會常常因為手腳冰冷而自己清醒，於是腳不暖和影響了你整個身體的溫暖度，進而嚴重影響到你的睡眠品質及隔天的精神狀況。所以，除了平時就要注意飲食、持續運動和養成良好生活習慣之外，也可以勤作腳底按摩，自己DIY，便可隨時保持足部的溫暖。

腳部穴位的按摩，通常位於小拇趾生長處外側的至陰穴和湧泉穴，湧泉穴在腳趾全部彎曲時，腳底所形成的人字形皺紋中央處可容易按到。腳底按摩的次數皆為每天二至三次，每次按壓穴道各四十至五十次。另外，也可以簡單將每個腳趾用力搓揉一下，再搭配上乳液和嬰兒油按摩，這樣腳部就會很暖和了，而且效果還更好喔。

43、閃亮亮快走開

很多的孩子都很怕暗，而大人也都習慣讓孩子開燈睡覺增加安全感，然而，到底該開燈睡覺，還是關燈睡覺？經研究發現，多數中外醫學學者均傾向於「關燈睡覺對人體比較好」的觀點。

中國傳統醫學認為：「從寤入寐，進入睡眠狀態，是個引陽入陰的過程。」醒時屬陽，睡時屬陰；光亮屬陽，黑暗屬陰。西方醫學也報導，晚上睡覺開燈會影響大腦的智力發展，降低人體的免疫力功能，所以最好養成晚上睡覺關燈的習慣。

此外，一份國際醫學期刊針對零到兩歲幼兒做多年的追蹤調查後發現，關燈睡覺的幼童罹患近視的機率會比開燈睡覺的幼童來得低。這也就是說，開燈睡覺的孩子會增加近視的機率，因為兩歲以前的孩子眼睛還沒有發育完全，眼睛在這個時期的發育比較容易受光源的影響，進而可能導致視力問題。而且，在十六歲到十八歲以前都算是眼睛的發育期，只要在這時期開燈睡覺，光源多少都會對眼睛有影響，因此，若相當堅持一定要開燈睡覺的話，建議最好是背光睡。

由前兩段的說明可以知道，養成開夜燈習慣的最大原因多數只是因為怕黑，再不然就是擔心半夜起床摸黑找廁所會絆倒東西。其實你睡覺的地方是自己最熟悉的地方，這種擔心很容易克服。很多人不敢關燈睡覺的習慣是從小養成，所以既然知道關燈睡覺的好處多過於開燈睡，不如還是多為自己的健康著想一下。而關燈睡覺同時也是關心你家小孩的另一種方法，從小就訓練他們能在黑暗中入睡的習慣，也能避免視力問題的產生。

44、甜蜜滋味，好喝！

晚上喝一杯蜂蜜水，乍看之下是一件會發胖的「自殺」行為，但是有基本健康常識的人都會知道，糖分也有分成好的和不好的，而蜂蜜就是良好的天然糖分來源。

蜂蜜是營養豐富的天然食品，除水分、糖分外，也含有適量的維生素、礦物質、氨基酸及酵素類等。在挑選時，百分百的純蜂蜜不會招惹螞蟻，而放進冰箱裡頭也不會結凍固化。摻水的蜂蜜搖一搖會產生氣泡，放進冰箱水分會遇冷而結凍，所以選購時要多留意。

「朝鹽晚蜜」是中國傳統的養生保健法，在注重養身、瘦身的這個年代，傳統的養生方法不妨可以多嘗試。而古人很早就把蜂蜜用來做食品和藥用，著名的《本草綱目》早有記載：「其入藥功能有五：清熱也，補中也，解毒也，潤燥也，止痛也……能調和百藥而與落草同功。」依照現代的西醫理論，蜂蜜有助於整夜保持血糖平衡，避免早醒，尤其對經常失眠的老年人來說效果更佳。

可在晚上臨睡前，喝上一杯蜂蜜水，讓蜂蜜為你養脾氣、除心煩，使你心神安定，好睡好眠好入夢。

45、哦，這樣才溫暖

冬天的時候，如果室溫低於十八度，而家中安裝的只是冷氣而不是冷暖氣，那麼把冷氣調到二十一度，是不是可以有提升溫度的效果？這個答案是否定的。

冷氣壓縮機啟動才會產生冷氣，否則就只有風，壓縮機啟動與停止，是由溫度感應器控制，所以當感應到溫度已低於設定溫度，壓縮機是不可能啟動，但仍然會送風，所以絕不會有暖氣，除非你用的是冷暖氣機。而如果家中使用的的確是冷暖氣機，要記得將功能鍵調到暖器位置，不然只是徒增用電量。

冬天因為氣溫低，所以睡眠時會使用到的電器要特別注意安全上的問題。暖氣要定時，而且千萬不要把衣物曬在暖氣上當成暖衣用的工具，避免會有燃燒的危險。而吹暖氣時，一定要與身體有一定的距離，除了避免睡著時燙傷的危險之外，也可以防止皮膚過於乾燥，進而引起脫皮發癢的情況。另外，睡前可以在身上塗點身體乳液，以維持皮膚的滋潤度，如此使用起暖氣也更為適合。

而台灣濕冷的冬季氣候，讓暖被機也變成另一個受家庭喜歡，甚至家家必備的物品。因為棉被得要蓬鬆、乾燥才會有溫暖的感覺，會越蓋越冷通常都是棉被溼氣太重所致。另一方面，暖被機也可以拿來烘鞋，讓鞋子保持乾爽舒適也比較不會有香港腳之類的問題產生。

而冬天來臨時，來個暖呼呼的熱水澡後鑽進被窩睡覺，是多數人最喜歡的事情了。不過還是得提醒大家注意熱水器的使用，因為這樣的悲劇老是上演，所以得要把這些東西擺在室外通風處，並在睡前確認門窗是否上鎖緊閉時，也要記得去巡視一下瓦斯是否關閉。睡前幾個細心的檢查，保證能讓你睡得安穩活得健康。

46、舒適好眠不感冒

睡眠時，身體活動較少，發汗量也減少，由於人在熟睡的時候體溫會稍微下降，此時冷氣的溫度如果和白天設定的一樣，很容易感冒，所以冷氣通常會有舒眠裝置。

為防止著涼，記得在睡覺前先按下「舒眠」設定，此時冷氣機便會受微電腦控制。通常，冷氣機會在開始的半小時之後，以設定溫度運轉。運轉半小時之後，設定溫度會自動上升〇．五度。再半小時之後，設定溫度又會自動上升〇．五度，等到一共上升兩度之後就不再變化，而這個功能也可以同時達到省電的功效，你更不會在半夜冷到裹棉被。

通常，冷氣溫度高一度大約會省下六％的電費，而長久下來就可以看見差別。具體來說，以一天吹十二小時來計算，一個月約可省兩百元電費，對節約用電及開銷不無小補。所以為了自己的健康與荷包著想，睡前除了記得按下舒眠設定，記得要另外再擺一杯水在床頭，以便讓室內的濕度更加平衡喔！

47、給我一點暖，可以不可以？

天氣冷的時候，很想躲進溫暖的棉被裡睡覺，但棉被總是冰冰的；使用電毯、電暖器或電暖爐，除了擔心睡到半夜會被熱醒之外，又要煩惱電費或是害怕漏電、走火等問題……。

如何保持身體的暖度來入眠，其實還有不少方法，而且利用現有的簡單資源就可以達成了。所以在期待景氣復甦之前，還是把錢省下來，不再額外花錢買暖氣或是暖被機了，只要改變一下入睡前的習慣就受用無窮。

洗完熱水澡後趁身體正熱時，穿上禦寒的貼身衣物（如衛生衣、套頭）再趕緊上床睡覺。

穿上厚棉（毛）襪。其實只要腳底溫暖了，全身也就不會因為冷而抖個不停，而這個方法包準可以讓你一夜好眠，而且還可能會因為太溫暖，在半夜脫掉襪子卻不自覺呢！

睡前喝杯溫牛奶或是一小杯紅酒，兩者都有助於好入眠。

記得把窗簾拉上，你會發現不論你是不是有個厚窗簾，只要有這層阻隔，室內就會暖和起來，至少減少了冷風吹進來的機會。

做做前面幾個章節所談的「適合夜間的運動」，來促進血液循環及代謝，身體自然會暖起來。

48、要感謝的人太多了——來張小卡吧

還記得出國的時候，因為看到了期待已久的風景，體驗了很多新奇、令人難忘的愉快經驗，所以會想要寫張明信片給喜愛的親友一起分享的感受嗎？明信片的特色就是：雖然讓你寫字的地方不多，但是收到的人都可以從你簡短的字句及印在上面的美麗異國風光，而感受到你的愉快。

當你因為煩人的事心事重重而睡不著的時候；對明天令人期待的事興奮不已而睡不著的時候……，不管是好事還是壞事，你永遠都要記得抱持著正面的心情來看待明天，而這時如果想要轉換心情來幫助入眠，有一個好方法：寫張感謝的明信片。

這張明信片不一定是要寄出去的，只是當你抱持著正面的想法時，可以把美麗及感恩的文字寫在印刷精美的小卡片上，來達到某種程度的心靈治療。當你有

機會把平常因為害羞而無法當面表達感謝的話，用文字表達出來，這是一種感情的宣洩。

當你累積了許多張這樣充滿感恩的小卡片之後，你會突然發現原來你一直都是被這樣的愛包圍著，這時你內心自然不會感到空虛。當然，你知道自己是個充滿愛的人之後，許多事也都能以正面的態度去面對，所以你也會有能力去散發你的光和熱去影響其他人。這些看似強大的力量，其實就是在你睡不著的夜晚，藉由寫感謝小卡片的時候，所慢慢累積出來的。你相信這種小卡片的力量嗎？不妨試一試！

今天比昨天更健康
良好生活作息的神奇力量

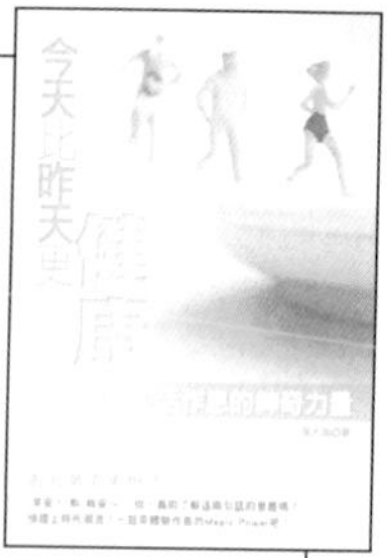

作　　者　孫大為

發 行 人　林敬彬
主　　編　楊安瑜
編　　輯　成虹樺
美術編排　帛格有限公司
封面設計　李思瑤

出　　版　大都會文化事業有限公司　行政院新聞局北市業字第89號
發　　行　大都會文化事業有限公司
11051台北市信義區基隆路一段432號4樓之9
讀者服務專線：(02)27235216
讀者服務傳真：(02)27235220
電子郵件信箱：metro@ms21.hinet.net
網　　址：www.metrobook.com.tw

郵政劃撥　14050529 大都會文化事業有限公司
出版日期　2011年1月初版一刷
定　　價　220元
I S B N　978-986-6152-09-2
書　　號　Health+29

First published in Taiwan in 2011 by
Metropolitan Culture Enterprise Co., Ltd.
4F-9, Double Hero Bldg., 432, Keelung Rd., Sec. 1,
Taipei 11051, Taiwan
Tel:+886-2-2723-5216　Fax:+886-2-2723-5220
Web-site:www.metrobook.com.tw
E-mail:metro@ms21.hinet.net

大都會文化 METROPOLITAN CULTURE

國家圖書館出版品預行編目資料

今天比昨天更健康—良好生活作息的神奇力量 / 孫大為著；-- 初版. -- 臺北市：大都會文化, 2011.01
面；公分. -- (Health+; 29)

ISBN 978-986-6152-09-2 (平裝)

1. 健康法　2. 生活指導

411.1　　99025830

大都會文化

大都會文化　讀者服務卡

書名：今天比昨天更健康—良好生活作息的神奇力量

謝謝您選擇了這本書！期待您的支持與建議，讓我們能有更多聯繫與互動的機會。

A. 您在何時購得本書：______年______月______日

B. 您在何處購得本書：____________書店，位於____________(市、縣)

C. 您從哪裡得知本書的消息：

1.□書店　2.□報章雜誌　3.□電台活動　4.□網路資訊

5.□書籤宣傳品等　6.□親友介紹　7.□書評　8.□其他

D. 您購買本書的動機：（可複選）

1.□對主題或內容感興趣　2.□工作需要　3.□生活需要

4.□自我進修　5.□內容為流行熱門話題　6.□其他

E. 您最喜歡本書的：（可複選）

1.□內容題材　2.□字體大小　3.□翻譯文筆　4.□封面　5.□編排方式　6.□其他

F. 您認為本書的封面：1.□非常出色　2.□普通　3.□毫不起眼　4.□其他

G. 您認為本書的編排：1.□非常出色　2.□普通　3.□毫不起眼　4.□其他

H. 您通常以哪些方式購書：(可複選)

1.□逛書店　2.□書展　3.□劃撥郵購　4.□團體訂購　5.□網路購書　6.□其他

I. 您希望我們出版哪類書籍：（可複選）

1.□旅遊　2.□流行文化　3.□生活休閒　4.□美容保養　5.□散文小品

6.□科學新知　7.□藝術音樂　8.□致富理財　9.□工商企管　10.□科幻推理

11.□史哲類　12.□勵志傳記　13.□電影小說　14.□語言學習（____語）

15.□幽默諧趣　16.□其他

J. 您對本書(系)的建議：

K. 您對本出版社的建議：

讀者小檔案

姓名：______________ 性別：□男　□女　生日：____年____月____日

年齡：□20歲以下 □21～30歲 □31～40歲 □41～50歲 □51歲以上

職業：1.□學生 2.□軍公教 3.□大眾傳播 4.□服務業 5.□金融業 6.□製造業

7.□資訊業 8.□自由業 9.□家管 10.□退休 11.□其他

學歷：□國小或以下 □國中 □高中／高職 □大學／大專 □研究所以上

通訊地址：__________________________________

電話：（H）______________（O）______________ 傳真：____________

行動電話：______________ E-Mail：__________________

◎謝謝您購買本書，也歡迎您加入我們的會員，請上大都會文化網站 www.metrobook.com.tw 登錄您的資料。您將不定期收到最新圖書優惠資訊和電子報。

今天比昨天更健康
良好生活作息的神奇力量

北區郵政管理局
登記證北台字第9125號
免貼郵票

大都會文化事業有限公司
讀者服務部 收

11051台北市基隆路一段432號4樓之9

寄回這張服務卡〔免貼郵票〕
您可以：
◎不定期收到最新出版訊息
◎參加各項回饋優惠活動